Imogen Dalmann Martin Soder

Heilkunst Yoga
Yogatherapie heute
Konzepte, Praxis, Perspektiven

Viveka Verlag

Besuchen Sie uns im Internet:

www.viveka.de

Weitere und aktuelle Informationen zum Thema:
www.heilkunstyoga.de

Originalausgabe
Copyright © 2013 Dalmann/Soder
Alle Rechte vorbehalten. Das Werk darf – auch teilweise – nur
mit Genehmigung des Verlags wiedergegeben werden.
Umschlaggestaltung: Rainer Weihs, project81.com
Druck: schöne drucksachen, Berlin
www.schoene-drucksachen.eu
Printed in Germany
ISBN 978-3-9809497-1-2

Für T.K.V. Desikachar

Dr. Imogen Dalmann
Fachärztin für Allgemeinmedizin. Nach der Approbation 1979 arbeitete sie mehrere Jahre lang in Berliner Kliniken.

Martin Soder
Arzt. Studium der Medizin nach Magisterabschluss in Germanistik und Geschichte.

In ihrer *Praxis für ganzheitliche Medizin* widmen sie sich seit 1987 der Yogatherapie.
Beider Arbeit ist seit 1985 wesentlich beeinflusst durch das regelmäßige Studium des Yoga und der Yogatherapie bei dem renommierten Yogalehrer T.K.V. Desikachar aus Chennai, Indien.
1990 gründeten sie das *Berliner Yoga Zentrum (www.byz.de)* mit dem ersten therapeutischen Angebot von Yoga in Deutschland. Heute wird hier in einem Team von zehn MitarbeiterInnen therapeutisch und präventiv auf individueller Basis mit Yoga gearbeitet.
Aus der Erfahrung mit dieser Arbeit entwickelten sie ein Fortbildungsprogramm für ausgebildete Yogalehrende, die mit Yoga als *Individueller Begleitung und Komplementärtherapie* arbeiten wollen.
Außerdem leiten sie seit 1996 eine der angesehensten Ausbildungsschulen für Yogalehrende in Deutschland.
Seit 1993 publizieren sie die Fachzeitschrift *Viveka, Hefte für Yoga (www.viveka.de)*. 2000 erschien ihr Buch *Warum Yoga (www.warumyoga.de)*, das mittlerweile in der sechsten Auflage erhältlich ist.

Inhalt

1 Einführung. . . . 6
2 Yoga als Therapie. . . . 18
3 Ein Übungssystem. . . . 38
4 Körperarbeit – Āsana. . . . 42
5 Atemarbeit – Prāṇāyāma. . . . 62
6 Meditation. . . . 78
7 Grundprinzipien. . . . 92
8 Wie Yoga wirkt. . . . 98
9 Stärken und Wirkweisen. . . . 118
10 Wie der Geist heilt. . . . 132
11 Yogatherapie als Prozess. . . . 146
12 Zur Geschichte des Yoga. . . . 158
13 Erklärungen gestern und heute 164

Heilkunst Yoga – ein kurzer Überblick 173

Lesehilfe für die Praxen 175

Anmerkungen. . . . 176

Dank 187

Kapitel 1

Einführung

Dieses Buch handelt von Yoga oder genauer gesagt: davon, wie er zu einem therapeutischen Werkzeug werden kann – war Yoga doch ursprünglich ein Mittel, um sich selbst und die Welt besser zu verstehen und einen Platz in ihr zu finden. Der Titel des Buches macht deutlich, dass wir die therapeutische Anwendung von Yoga als eine Heil-Kunst verstehen. Einerseits drückt sich darin aus, dass Yoga zum Heilungsprozess eines Menschen beitragen kann, zum anderen geht es um die Kunst, für einen Menschen individuell die passendste Auswahl aus dem großen Schatz der Übungen des Yoga zu finden. Das hat mehr mit Kreativität zu tun als mit Routine, mehr mit Inspiration als mit Standards.

Selbst in der naturwissenschaftlich geprägten Medizin drehen sich heute viele Forschungsansätze um die Möglichkeit, ein »individuelles Behandlungsdesign« zu entwickeln. Als individualisierte Therapie verfügt Yoga dabei über zwei Trümpfe: Es wird mit Mitteln und Methoden gearbeitet, die gleichzeitig und gleichermaßen die körperlichen, geistigen und seelischen Anteile eines Menschen berühren. Zudem basiert Yoga auf einem Menschenbild, das auf Zuwendung und Respekt beruht und auf die Potenziale und Ressourcen

Einführung

eines Menschen vertraut. Letztere zu entwickeln, darin liegt die Kernkompetenz von Yoga als Therapie.

Seit fast dreißig Jahren arbeiten wir auf diese Weise therapeutisch mit Yoga. Wir unterrichten Menschen, die mithilfe von Yoga eine Verbesserung ihrer Gesundheit und ihres Wohlbefindens anstreben. Sie finden den Weg zu uns, wenn körperliche Beschwerden wie etwa Rückenschmerzen, Migräne, Bluthochdruck oder Asthma sie plagen. Oder weil sie sich Unterstützung wünschen für die Bewältigung von Stress, Ängsten oder Lebenskrisen, sie sich sorgen oder niedergeschlagen sind. In einem Team speziell dafür ausgebildeter YogalehrerInnen unterrichten wir in unserem Zentrum Yoga für unterschiedlichste Anliegen. Abgestimmt auf die jeweils verschiedenen Bedürfnisse der Personen werden individuelle Programme für ein selbstständiges und regelmäßiges Üben zu Hause entwickelt. Die Übungen werden in Abständen von einigen Wochen kontrolliert und immer wieder verändert und verfeinert. So entsteht schließlich eine individuell zugeschnittene wirksame Übungspraxis. Wir benutzen dafür ausschließlich Übungen aus dem Yoga: Körper- und Atemübungen sowie verschiedene Meditationstechniken. Im ersten Kapitel des Buches geben wir Ihnen eine Reihe von Beispielen dazu.

Jeden Tag dürfen wir dabei aufs Neue erleben, wie heilsam Yoga sein kann. Doch nicht nur vor dem Hintergrund unserer positiven Erfahrungen haben wir dieses Buch verfasst – die Wirksamkeit von Yoga im Prozess der Heilung und Gesundung wird gleichfalls durch fundierte wissenschaftliche Studien der letzten Jahre belegt. Beide Aspekte der therapeutischen Arbeit mit Yoga werden Sie in diesem Buch wiederfinden: Die Darstellung von Bewährtem aus unserer praktischen Arbeit und die Vermittlung des aktuellen Standes wissenschaftlich begründeter Kenntnisse und Analysen über die Wirkung von Yoga.

Von der therapeutischen Wirksamkeit des Yoga sind wir fest überzeugt – und dennoch möchten wir keine falschen Vorstellungen und Erwartungen wecken. Wie alle Heilverfahren stößt auch Yoga an seine Grenzen. Yoga vollbringt keine Wunder und selbstverständlich kann keineswegs alles und auch nicht alles unter allen Umständen geheilt werden. Falsch angewendet können Yogaübungen sogar schaden.

Yoga – eine Komplementärtherapie

Es stellt sich also die Frage: Was macht Yoga zu einer wirksamen Therapie? Wir werden uns in diesem Buch ausführlich mit diesem Thema beschäftigen. Soviel aber vorweg: Vor allem muss eine therapeutische Yogapraxis zu einem Menschen passen. Sie muss sich eng und ausschließlich an seinem Anliegen, seinen besonderen Gegebenheiten und Möglichkeiten orientieren. Yoga »von der Stange« hilft nicht oder wenn, dann nur zufällig.

Therapeutische Interventionen, in denen ausschließlich Methoden des Yoga, also Körper-, Atem- und Meditationsübungen zum Einsatz kamen, sind mittlerweile in vielen Studien untersucht worden: Gruppen von PatientInnen mit ähnlichen Symptomen übten über fest definierte Zeiträume Yogapraxen, die Verbesserung vieler Beschwerden war signifikant. Wo es jedoch um die Frage nach der größtmöglichen Wirksamkeit von Yogatherapie geht, formulieren wir in diesem Buch ein Konzept, das darüber hinaus geht. Es heißt: Eine therapeutische Yogapraxis ist dann am wirksamsten, wenn sie individuell gestaltet ist.

Wenn man Yogaübungen auf die Patientin, den Klienten ausrichtet, können sie immer wieder ohne weitere therapeutische Maßnahmen ein körperliches oder psychisches Ungleichgewicht dauerhaft mildern oder beseitigen. Vielfach stellen sie allerdings nur einen von mehreren verschiedenen Behandlungsansätzen dar, die erst zusammengenommen Linderung oder Heilung bewirken. In vielen Fällen kann eine therapeutische Yogapraxis zum Beispiel einen hohen Blutdruck nachhaltig senken. Unter bestimmten Bedingungen kann sie sogar Medikamente ersetzen. Oft wird aber auch nur die Wirkung der Medikamente unterstützt – dies schlägt sich dann in einer

Einführung

Verringerung der Medikamentendosis und damit einer Reduzierung unangenehmer Nebenwirkungen nieder. Gleichzeitig erweist sich aber das Üben von Yoga im Zusammenhang mit Bluthochdruck als ein zuverlässiger Baustein für ein effektives Stressmanagement. Eine regelmäßige Yogapraxis weckt gegenüber der eigenen Befindlichkeit und dem persönlichen Lebensstil eine größere Achtsamkeit und hilft so, den Blutdruck auch über diese Ebenen zu beeinflussen.

In diesem Sinne verstehen wir die Yogatherapie nicht als ein alternatives Heilverfahren, das in Konkurrenz zu anderen treten will, sondern als eine komplementäre, also ergänzende Therapie. Und obwohl es eine Selbstverständlichkeit ist, muss hier noch einmal betont werden: Wie bei jeder anderen Therapie auch ist das Praktizieren von Yoga für bestimmte Anliegen das falsche Mittel. Entgegen weitverbreiteten Vorstellungen ersetzt zum Beispiel selbst eine körperlich sehr intensive Yogapraxis kein regelmäßiges Ausdauertraining – ein wesentlicher Aspekt zur Risikosenkung bei Herz- und Kreislauferkrankungen. Sehr wohl aber führt eine solide Yogapraxis zu körperlicher Wendigkeit, zur Beweglichkeit der Gelenke und zur Gesunderhaltung des Rückens und macht somit unter Umständen ein wirksames Ausdauertraining erst möglich. Ebenso kann man durch Yoga beispielsweise nicht abnehmen. Die Unzufriedenheit und Unruhe jedoch, die jemanden bei diesem Unterfangen überfallen können, lassen sich mit Yoga in den Griff bekommen.

Alle der in diesem Buch beschriebenen Einsatzmöglichkeiten von Yogatherapie zeichnet vor allem eines immer aus: Die Yogatherapie macht aus einer Patientin bzw. einem Patienten ein handelndes Subjekt, d.h., die Menschen erleben und beteiligen sich aktiv am eigenen Heilungsprozess, indem ihnen Mittel an die Hand gegeben werden, mit denen sie selbst gezielt auf ihre Gesundung Einfluss nehmen können.

Therapeutisches Yoga-Üben lässt kranke Menschen erleben, wie durch eigenes Zutun Verbesserungen entstehen. Dass eine solche

Erfahrung die Selbstheilungskräfte des Körpers mobilisiert, wurde inzwischen vielfach nachgewiesen. Die Mittel dafür sind einfach und wirksam – das Bedürfnis nach eigener Beteiligung am Heilungsprozess kann mit Yoga ebenso leicht wie dauerhaft umgesetzt werden. Damit die Yogatherapie verständlich und nachvollziehbar wird, werden wir Ihnen zudem einen Einblick in den großen Schatz der Mittel des Yoga geben und Sie gleichzeitig in die differenzierten Konzepte und Strategien ihrer Anwendung einführen. Das Übungssystem des Yoga ruht im Wesentlichen auf drei Säulen:

- den Körperübungen (Āsanas*)
– sicher der bekannteste Aspekt des Yoga,
- den besonderen Atemtechniken (Prānāyāmas)
– sie werden viel im therapeutischen Rahmen genutzt
- der Meditation,
– wozu im Yoga vielfältige Techniken entwickelt wurden.

Yoga wirkt – aber wie?

Wenn Sie am therapeutischen Nutzen von Yoga interessiert sind, werden Sie sicherlich auch wissen wollen, wie sich die Wirkungen von Yoga eigentlich erklären lassen. Was man an Substantiellem heute dazu weiß, werden Sie in diesem Buch erfahren. Einige der gängigen Anschauungen über die Wirkweise von Yoga erschweren allerdings bisweilen eine vernünftige Diskussion. Teilweise stammen sie noch aus der Mitte des letzten Jahrhunderts, als Yoga im Westen langsam bekannter wurde. In den wenigen verfügbaren Publikationen dieser Zeit tauchten Erklärungen über die Wirkweise von Yogaübungen auf, die schon damals nicht dem Wissensstand der

---

* Zur Schreibweise der Sanskritbegriffe:
Wir haben uns auf Grund der besseren Lesbarkeit für eine sehr einfache Variante der Transliteration der in Devanagri geschriebenen Sanskrit-Begriffen entschlossen. So werden die mit einem Querstrich überschriebenen Vokale ebenso wie e und o immer gedehnt ausgesprochen. Lesen Sie ein »sh«, so müssen Sie es wie »sch« aussprechen, das »c« wie »tsch« und das Sanskrit-»y« ist immer wie ein deutsches »J« lesen – »Yoga« eben. Lange Vokale sind in der Regel auch betont, so liegt zum Beispiel die Betonung des Wortes »Āsana« auf dem ersten, lang gesprochenen »Ā«.

Einführung

Medizin entsprachen. Leider werden sie seither in vielen Büchern und Artikeln über Yoga unhinterfragt wiederholt.

Ein bekanntes Beispiel dafür ist der angebliche besondere Wert des Kopfstandes. Er bewirke eine verbesserte Durchblutung des Gehirns, heißt es immer wieder. Dies ist eine falsche und sehr einfach widerlegbare Behauptung. Weiterhin wird fälschlicherweise angenommen, der Schulterstand habe Einfluss auf die Schilddrüsenfunktion. Auch diese Aussage ist unzutreffend. Gott sei Dank, muss man sagen, haben solche mechanischen Einwirkungen keine Folgen für die Regulierung unseres Stoffwechsels – denn würde die Annahme stimmen, so könnte die Weite oder Enge Ihres Kragens Ihnen eine Über- oder Unterfunktion der Schilddrüse bescheren. Tatsächlich ist die Schilddrüsenfunktion bei der Regulierung unseres Stoffwechsels allein über ein komplexes neuro-hormonelles Netzwerk geregelt und bleibt von einem Drücken – in welcher Haltung auch immer – völlig »unbeeindruckt«.

Mit solchen sogenannten »Wirkerklärungen« werden zwei weitere haltlose Hypothesen transportiert: Die eine unterstellt, dass jeder Yogaübung eine klar definierte Wirkung auf bestimmte Organe zugeschrieben werden kann. Das ist ebenso falsch wie die Annahme, eine ganz besondere Übung würde gegen eine spezifische Krankheit oder gegen spezielle Beschwerden helfen. Hypothesen dieser Art gründen in einem längst überholten mechanistischen Bild vom Menschen.

Dabei verfügen wir heute über vielversprechende Ansätze, um die Wirkweise des ganzheitlich und vielschichtig angelegten Therapieverfahrens Yoga immer besser zu verstehen. Verantwortlich dafür ist der ungeheure Wissenszuwachs, den wir in den letzten Jahrzehnten durch die rasante Entwicklung der Physiologie, Pathophysiologie, Psychologie und nicht zuletzt der Neurowissenschaften gewonnen haben. Wir können nun auf fundiertes Wissen über die komplexen neurovegetativen und hormonellen Steuerungssysteme des Menschen zurückgreifen. Darüber lassen sich alle Phänomene erklären, vor denen der mechanistische Denkansatz kapitulieren muss: Warum zum Beispiel verringern regelmäßige Spaziergänge nachweislich das Herzinfarktrisiko? Oder warum verbessert körperliches Üben bei alten Menschen das Kurzzeitgedächtnis? Die moderne wissenschaftliche Forschung entdeckt uns den Menschen als ein sich selbst komplex aber grandios organisierendes System - körperlich wie auch psychisch. Und sie bietet uns damit interessante Modelle an, um die positive Wirkung von Yoga überzeugend verständlich zu machen.

Wie sich die Wirkungen von Yoga seriös und befriedigend erklären lassen, werden wir Ihnen im Einzelnen erläutern. Aus Bausteinen, die inzwischen solide begründbar sind, setzt sich nach und nach ein Bild zu einer modernen Wirkerklärung von Yoga zusammen. Soviel vorweg: Yoga wirkt immer »vermittelt«, er wirkt über die besonderen Gegebenheiten und Voraussetzungen, die ein Mensch in seine Praxis mit einbringt – in diesem Sinne also »indirekt«. Das zeigt sich daran, dass die Bandbreite möglicher Reaktionen auf den gleichen Impuls – also etwa auf eine bestimmte Körperhaltung oder Atemübung – groß, individuell und nie ganz genau vorhersagbar ist.

Wie Yoga wirkt, spiegelt sich darüber hinaus in der aktuellen Diskussion um die Rede vom inneren Heiler wider (der nebenbei weder männlich noch weiblich ist). Er erschließt sich uns heute weder als eine immaterielle Lebenskraft, deren Existenz man im alten Indien (und noch in der Mitte des 18. Jahrhunderts in Europa) als Motor von Heilung annahm. Der innere Heiler ist sicher auch keine »kleine Person in unserem Herzen«, wie es manche Texte des traditionellen Yoga beschreiben. Er ist vielmehr die Gesamtheit jener menschlichen Ressourcen, die auf Lebenserhaltung eingeschworen sind. Zu ihnen gehören Immunreaktionen ebenso wie etwa die angemessene Regulierung des Muskeltonus, des Blutdrucks, aber auch in hohem Maße die innere Gestimmtheit – kurz: das Ausbalancieren aller Lebensprozesse in Richtung Gesundheit. Seine Kraft schöpft der innere Heiler aus vielfältigen inneren Steuerungsprozessen, die im Verlaufe der

Einführung

Evolution ständig angepasst und optimiert wurden. Die Entfaltung dieser Ressourcen optimal zu unterstützen ist das eigentliche Ziel einer jeden Therapie. Dabei ist gleich, ob sie aus einer Antibiotikagabe oder aus Yogaübungen besteht.

Auf welche Weise solche, dem Menschen innewohnenden Ressourcen durch Yogapraxis erreicht werden können, möchten wir anhand der in diesem Buch vorgestellten Fallberichte zeigen. Einen Beleg für die Wirksamkeit von Yogatherapie können und sollen diese Berichte jedoch nicht erbringen. Durch das Aufzeigen der Fälle hoffen wir vielmehr, dass unsere Arbeit transparent und einsichtig wird: unsere Konzepte, der Umgang mit den Anliegen unserer KlientInnen, die Art der Yogaübungen, die wir verwenden, und wie und warum wir sie einsetzen. Um die Wirksamkeit auf seriöse Weise dokumentieren zu können, braucht es aber viel mehr als die Aneinanderreihung »erfolgreicher« Einzelfälle. In unserem Zentrum versuchen wir, diese Arbeit mithilfe eines Qualitätsmanagements zu leisten, das sich an Verfahren orientiert, die heute in der Erfahrungsmedizin mehr und mehr Anwendung finden. Insofern verstehen sich die hier präsentierten Fälle als Illustrationen, die erfahrbar machen sollen, in welchem Zusammenhang das, was unsere KlientInnen zu Hause praktizieren, steht und warum wir ihnen diese Vorschläge mitgegeben haben.

Heute ist bisweilen schon in Vergessenheit geraten, dass Yoga ursprünglich nicht als Therapieform entwickelt wurde. Im Mittelpunkt des Yoga standen folgende Fragen: Wie können wir uns und die Welt besser verstehen? Und: Warum leiden wir, wie lässt sich das Leid verringern und was hilft uns dabei, glücklicher zu sein? In der Yogatherapie wird die Diskussion über die Bewältigung von Krankheit demnach durch eine vielschichtige und ganzheitliche Sicht auf den Menschen bestimmt.

Die Erfahrung zeigt, dass die Menschen oft erst gerade dann von solchen grundsätzlichen Fragen berührt werden, wenn es um ihre

Gesundheit geht. Nur wenige andere Dinge haben ein dergestalt hohes Potential, uns Leid zu bereiten, wie Krankheit und Schmerz. Zwar sind Krankheit und Leid nicht gleichbedeutend, aber dort, wo sich die eine breitmacht, ist in der Regel das andere nicht fern. Der Weg vom Krank-Sein zum Darunter-Leiden folgt dabei keinem festgelegten Muster. Wie jedes Leid hat auch das Leiden an einer Krankheit viele Facetten und sein Entstehen ist ein komplexer und sehr individueller Prozess. Hier hilft Yoga, Strategien zu entwickeln, sodass ein Mensch aus eigener Kraft heraus auf seine Leiderfahrung Einfluss nehmen kann.

Dabei macht sich die Yogatherapie im Hinblick auf den Umgang mit Krankheit jene Strategien zunutze, die im Yoga ganz grundsätzlich für den Umgang mit Leid diskutiert wurden, und bedient sich hier zweier Methoden. Zum einen wird bei der Yogatherapie nach der direkten Verbesserung körperlicher und psychischer Funktionen gesucht: Da wird mit dem Üben der Rücken stabiler und weniger schmerzanfällig; da werden Stressreaktionen reduziert, der Schlaf wird verbessert, der Blutdruck gesenkt, ein blockiertes Knie wieder beweglicher oder eine düstere Stimmung verbessert sich. Zum anderen hilft das Praktizieren von Yoga, die eigene Wahrnehmung zu beeinflussen: Man erlebt sich selbst und die Welt angemessener und lernt, mit Irrtümern und Täuschungen, die die eigene Person und die Einschätzung anderer betreffen, anders umzugehen – man erkennt seine Möglichkeiten und Grenzen sicherer. Vor allem kann man lernen, bestimmte Gegebenheiten anzunehmen, und man wird mutiger, um jene nötigenfalls verändern zu können. Auch diese Ideen werden in diesem Buch diskutiert.

Yogatherapie heute

Der Yoga bietet seit 2000 Jahren viele überzeugende Konzepte zur Überwindung von Enge und innerer Unstimmigkeit an. Im gleichen Zug wurde eine umfangreiche Anzahl wirksamer Mittel entwickelt, die uns heute für die therapeutische Arbeit zur Verfügung stehen.

Einführung

Das darf aber nicht darüber hinwegtäuschen, dass die Verwendung des Yoga als therapeutisch ausgerichtete Heilmethode auf keine lange Geschichte zurückblicken kann. Selbst wenn in manchen sehr alten Texten über Yoga die gesundheitlichen Wirkungen bestimmter Yogaübungen überschwänglich gepriesen wurden, gibt es bis heute keinen ernst zu nehmenden Hinweis darauf, dass es sich dabei um die Erfahrung therapeutisch praktizierender Yogis handelte. Keine der heute existierenden yogatherapeutischen Ansätze kann sich auf eine lebendige Tradition beziehen, die weiter als knapp hundert Jahre zurückreicht. Die allerersten Versuche, Yoga gezielt therapeutisch einzusetzen, stammen aus den Zwanzigerjahren des letzten Jahrhunderts. In ihren Anfängen fehlte diesen Versuchen noch weitgehend eine offene und selbstkritische Haltung gegenüber den real erreichten Wirkungen. Erst in den letzten fünfzig Jahren begann sich Yogatherapie (allerdings keineswegs überall) in Richtung Erfahrungswissenschaft zu entwickeln. Aber noch immer mangelt es oft an einem redlichen Umgang mit dem Gegenstand Yoga, wenn es darum geht, die tatsächliche Wirkung einer Praxis von vollmundigen Versprechungen zu trennen.

»Yoga«

Unter dem Begriff Yoga finden sich heute die unterschiedlichsten Übungsverfahren. Den einen Yoga* gibt es nicht. Selbst in seinem Ursprungsland Indien existierte nie eine einheitliche Auffassung von Yoga und noch weniger eine einheitliche Vorstellung davon, was zu einer »richtigen« Yogapraxis gehört. Mit der Ausbreitung des Yoga im Westen wurde der Begriff Yoga noch weiter gedehnt. Unter seinem Dach versammeln sich inzwischen Angebote, die außer dem Namen kaum eine Gemeinsamkeit erkennen lassen.

Wer also heute von Yoga spricht, muss erklären, was er damit meint. Wir werden unser Verständnis von Yoga in diesem Buch sehr

---

* Yoga ist im Sanskrit maskulin und wir folgen mit der Verwendung der männlichen Form – »der Yoga« – den allgemeingültigen Regeln.

konkret verdeutlichen. Dabei helfen uns Beispiele therapeutisch ausgerichteter Übungsreihen. Außerdem stellen wir Ihnen einige wichtige und häufig benutzte Übungen vor, und wir werden zugleich die Konzepte deutlich machen, die uns beim Unterrichten von Yoga leiten.

Es ist uns ein großes Anliegen, Ihnen in diesem Buch das gewaltige, in über 2000 Jahren entfaltete Potenzial des Yoga als ein Mittel für die Gesundheit und die persönliche Entwicklung nahezubringen. Genauso stark bewegt uns aber der Wunsch, diese Methode im Rahmen unserer heutigen Erkenntnisse und Lebensumstände zu würdigen. Einen blinden Glauben, unsinnige Überzeugungen und ein unkritisches Übernehmen alter Denkmuster und Traditionen müssen wir dabei hinter uns lassen. Deshalb hat unser Buch auch einen Untertitel: Es geht um *Yogatherapie* und ihre Verortung im Wissen und in den Fragen von *heute*.

Einführung

Kapitel 2

Yoga als Therapie

Wahrscheinlich sind Sie an Yoga interessiert, sonst hätten Sie dieses Buch nicht gekauft. Vielleicht kennen Sie Yoga als Gruppenunterricht von einer oder eineinhalb Stunden Dauer. Eine Lehrerin oder ein Lehrer führt durch die Stunde – alle TeilnehmerInnen üben die gleiche Abfolge von Übungen. Ganz anders verläuft dagegen eine Yogatherapie. Wie, das soll Ihnen das folgende Beispiel einer Rückenschmerzpatientin zeigen.

Frau R.

Seit etwa sieben Monaten litt Frau R. Tag und Nacht unter heftigsten Rückenschmerzen. Aus den vorausgegangenen Jahren kannte sie von Zeit zu Zeit eine unangenehme morgendliche Steifheit im Rücken, die sich aber mit dem Bewegen legte. Nun kam sie jedoch schon morgens vor Schmerzen kaum noch aus dem Bett. Die Schmerzen hielten an und nur eine heiße Dusche verschaffte ihr ein wenig Linderung. Wenn ihre kleine Tochter morgens gleich auf den Arm wollte, war dies der Startschuss für einen Tag mit andauernden, heftigen Schmerzen.

Gegen ihre Schmerzen nahm Frau R. nur Tabletten, wenn sie

unerträglich wurden. Zwei Termine pro Woche Physiotherapie hatten leider keine Besserung gebracht. Ihre Beschwerden nahmen im Laufe des Tages immer zu, vor allem dann, wenn sie länger saß (sie arbeitete als Lektorin in einem Verlag), aber auch durch schweres Tragen verschlechterte sich ihr Befinden. Wenn sie sich auf den Rücken legen konnte, die Beine auf einen Stuhl, nahmen die Schmerzen ab. Ebenso positiv wirkte sich ein langsamer, nicht allzu langer Spaziergang am Wochenende aus, das Kind im Buggy.

Nach dem ersten Gespräch und einer Überprüfung ihrer Bewegungsmöglichkeiten schlugen wir Frau R. eine kurze Übungspraxis von fünfzehn Minuten vor. Sie war für ein morgendliches Üben konzipiert, wenn die Tochter noch schlief. *(Kurs a – Frau R., Abb. S.20)*

Vierzehn Tage später kam sie zum zweiten Termin. Wenn das Üben ohne Unterbrechung gelang – manchmal wachte die Kleine doch früher auf – hatte sie unmittelbar danach merkbar weniger Beschwerden. Im Laufe des Tages wurden sie aber wie gewohnt stärker.

Das zweite Programm baute auf den ersten Übungen auf. Wir steigerten die Anforderungen etwas und rieten ihr, abends zu üben, wenn das Kind schon sicher schlief. Nach drei Wochen meldete sich Frau R. mit einer guten Nachricht zurück: Der Dauerschmerz war verschwunden, ein paar Stunden am Tag konnte sie ihre Rückenschmerzen vergessen und es gab sogar schon einmal einen Tag, an dem ihr nichts weh tat. Sie übte sehr regelmäßig.

Nach einer erneuten Veränderung der Übungspraxis berichtete sie vier Wochen später am vereinbarten Termin von einem Rückfall: Die Schmerzen waren seit einer Woche wieder täglich da. Ihr Kind war krank geworden, sie musste es viel herumtragen, sich über das Bettchen bücken ... all das hatte zu der Verschlechterung beigetragen. Sie war etwas entmutigt, aber weiterhin zum Üben entschlossen. Mit einem neuen Programm ging sie wieder nach Hause.

Es dauerte vier Monate, bis sich ihr Rücken stabilisiert hatte und wieder belastbarer geworden war. Ein Jahr nach dem Beginn ihrer regelmäßigen Übungen geht es ihr nun gut. Sie hat noch immer einen »empfindlichen Rücken«, wie sie es nennt, versteht sich aber nicht mehr als Rückenschmerzpatientin. Wenn sich das alte Leiden meldet, übt sie eines ihrer früheren, weniger fordernden Yoga-

Kurs a – Frau R.*

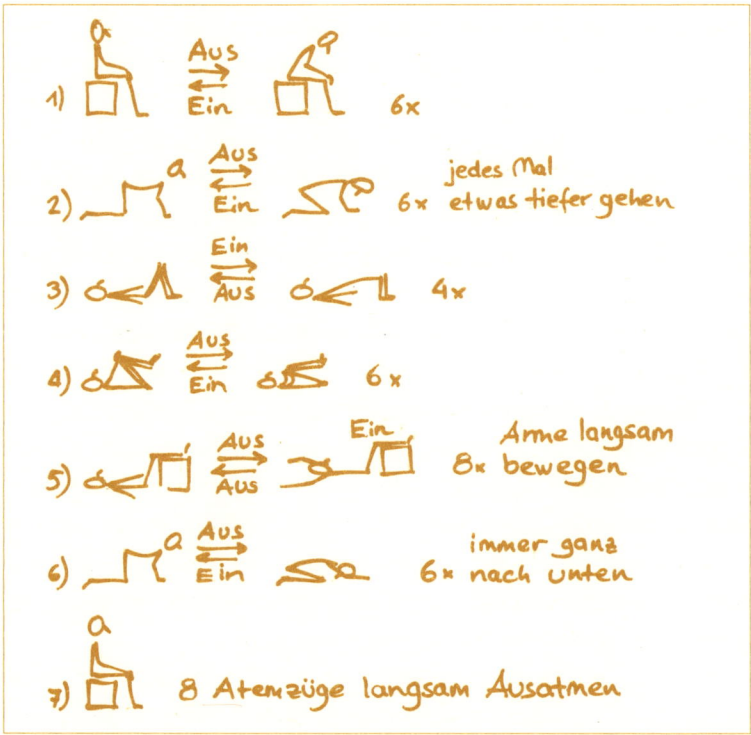

Frau R. – Kurs a: Übung 1 bringt eine erste Bewegung in den Rücken, die in Übung 2 intensiviert wird – schrittweise, um Verspannung zu vermeiden. Übung 3 verlangt erstmals mehr Muskelkontraktion. Übung 5 bringt Entspannung durch die Betonung der Ausatmung. Übung 6 leistet den Übergang zum Sitzen. Als einfaches Prāṇāyāma schafft Übung 7 Ruhe und Sammlung. Reduzierung der Rückenschmerzen und Stressreduktion sind die wesentliche Ziele dieses Programms.

* Eine kleine Hilfe zum Lesen der hier vorgestellten Yogapraxen finden Sie hinten im Buch auf S. 175.

programme, bis ihr Rücken wieder soweit in Ordnung gekommen ist, dass sie zu ihrer aktuellen Yogapraxis zurückkehren kann. Sie ist davon überzeugt, dass sie ihren Rücken schließlich »wieder ganz hinbekommen« wird. *(Kurs b – Frau R., Abb. unten).*

Kurs b – Frau R.

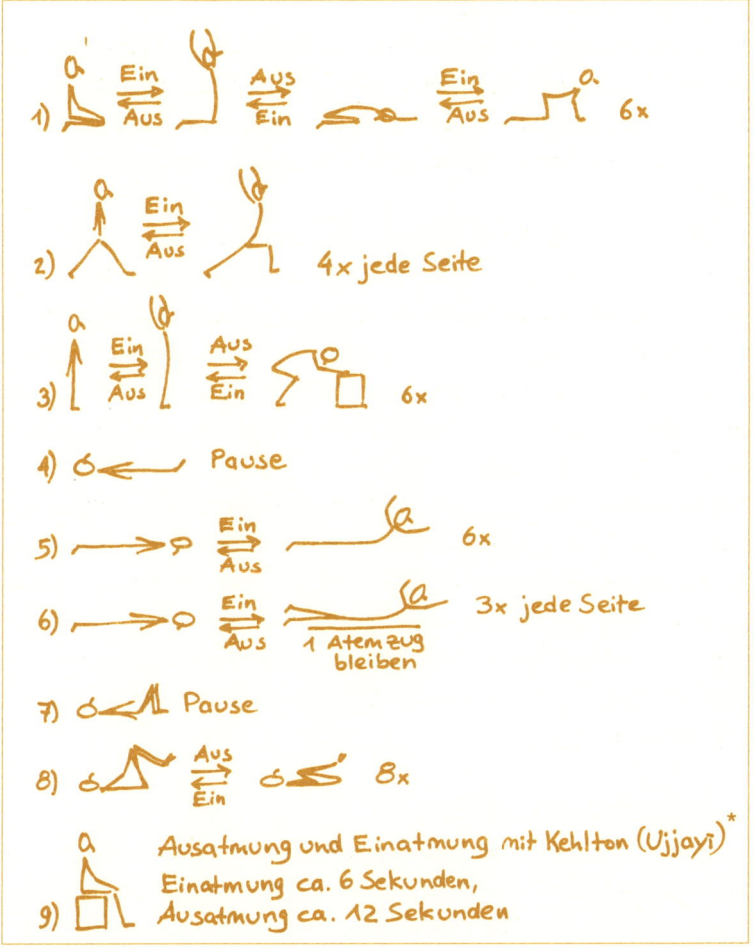

*Ujjāyī ist eine einfach zu erlernende Atemtechnik, mit deren Hilfe der Atem gleichmäßig, fein und langsam geführt werden kann. Mehr dazu in Kapitel 5.

Worauf Yogatherapie zielt

Wie aber ist diese Besserung ihres Rückenleidens nun zustande gekommen? Indem wir im Folgenden konkretisieren, in welcher Form wir therapeutisch mit Frau R. gearbeitet haben, wird dies für Sie sicher etwas transparenter.

Beschwerden verringern

Die erste Intention ist immer darauf gerichtet, einen Menschen von seinen Beschwerden zu befreien oder deren Intensität zu verringern Im Anfangsprogramm von Frau R. *(Kurs a)* standen die Verbesserung ihrer Rückenschmerzen und die Stressreduktion im Mittelpunkt.

Ein anderes Mal ist es vielleicht eine innere Unruhe, Schlaflosigkeit, eine Bewegungseinschränkung im Knie oder in der Hüfte, ein Leistungsabfall, ein zu hoher Blutdruck, eine bedrückte Stimmung oder es handelt sich bei den Beschwerden um chronische Kopfschmerzen. Diese Aufzählung benennt schon einen großen Teil der Beschwerden, mit denen Menschen zum Yoga kommen, sehr häufig sind es chronische Erkrankungen.

Mit den Mitteln des Yoga gelingt es oft, direkte und unmittelbare Erfolge zu bewirken: Der Blutdruck sinkt, das Knie ist wieder belastbar, die Schulter schmerzfrei beweglich, die Intervalle zwischen den Migräneanfällen vergrößern sich, die Schweißausbrüche während der Wechseljahre nehmen ab. Der Anspruch, der mit dem Angebot von Yoga als Therapie formuliert wird, lässt sich also an sehr konkreten Ergebnissen messen.

Selbstvertrauen stärken

Krankheit hat neben der unmittelbaren Einschränkung aber noch eine weitere Dimension. In den allermeisten Fällen stößt eine gesundheitliche Störung einen besonderen Prozess bei den Betroffenen an; es ist, als öffne sich nun eine Tür, durch die »ungebetene Gäste« hereindrängen. Dazu gehören verschiedene Ängste und

Sorgen. »Was, wenn die Schmerzen nie mehr weggehen oder gar zunehmen«, fragte Frau R., als sie ihren Rückfall hatte. »Ich muss meine kleine Tochter allein großziehen; was, wenn ich das körperlich nicht mehr schaffe? Wie wird sich meine Tochter fühlen, wenn ich sie gar nicht mehr auf den Arm nehmen kann?« Eine andere Sorge, die sie bewegte, betraf ihren Arbeitsplatz: »Kann ich es meinen KollegInnen antun, angesichts unserer Personalknappheit nicht zur Arbeit zu kommen?«

Das Leiden an einer Krankheit ist ein Prozess, der bei einem Schmerz, einer Einschränkung, einer Störung beginnt und sich auf verschiedenen Ebenen fortsetzt. Schließlich erfasst er den ganzen Menschen auf eine ganz spezifische, individuell unterschiedliche Weise. Das Erleben einer Störung wird zu einem persönlichen und konkreten Leiden. Neben dem schon beschriebenen unmittelbaren Einwirken auf die Störung selbst, in unserem Beispiel den Schmerz, geht es in der Yogatherapie auch immer um diesen Aspekt. Beim Praktizieren eines passenden therapeutischen Yogaprogramms entsteht eine besondere innere Stimmung. Sie kommt dadurch zustande, dass der Geist sich ein wenig beruhigt und der Mensch etwas Abstand zu den mit der Krankheit verbundenen Problemen bekommt. Frau R. beschrieb das einmal als »Auszeit«. Sie machte beim Üben endlich einmal wieder eine positive Erfahrung mit sich selbst und ihrem geplagten Körper. Schon das allein tat ihr einfach nur gut. Als sie aber durch ihre Yogaübungen zum ersten Mal wieder über einen längeren Zeitraum schmerzfrei war, gesellte sich zu dieser Erfahrung eine bewusste Selbstwahrnehmung: Sie erlebte die Beeinflussbarkeit ihrer Schmerzen zum Guten hin und schöpfte daraus Hoffnung.

Yogatherapie bewegt sich hier in einem Bereich, der immer mehr ins Blickfeld der Wissenschaft gerückt ist. Er trägt den etwas umständlichen Namen »Selbstwirksamkeitserwartung«. Am Beispiel von Frau R. lässt sich dieser Begriff aber schnell mit Leben füllen; ihr erster schmerzfreier Tag hatte eine Fanalwirkung. Sie berichtete, dass sie an diesem Tag so frohen Mutes gewesen sei wie schon lange nicht mehr. Warum? Sie machte gerade die Erfahrung, dass sie stark genug war, sich selbst zu helfen. Sie konnte es wieder wagen, Pläne zu schmieden, schöpfte Zuversicht. Sie traute sich nun zu, bei der Überwindung ihrer chronischen Schmerzen entschieden mitzuhelfen.

Dies ist der Inhalt einer »Selbstwirksamkeitserwartung«. Von ihrer Bedeutung für die Erklärung der Wirkweise von Yogatherapie wird später noch ausführlicher die Rede sein. Den Hintergrund dieser Wirkung beschreiben wir in der Yogatherapie mit einfachen Worten so: Ein kranker Mensch ist mehr als seine Krankheit. Er hat Ressourcen, auf die er zurückgreifen kann, und immer gesunde Anteile, die sich entwickeln können.

Selbsteinschätzung verbessern
Herr Sch.

Eine andere Wirkung von Yogatherapie möchten wir Ihnen an einem weiteren Beispiel verdeutlichen. Herr. Sch. war Mitarbeiter in einem Consulting-Unternehmen mit langen Arbeitszeiten und vielen Überstunden, aber die Arbeit machte ihm großen Spaß. Seine innovativen Ideen fanden die Anerkennung seiner Chefs. Seit ein paar Monaten hatte er Einschlafprobleme. Zunächst nutzte er die schlaffreien Stunden, um noch ein wenig über neue Projekte nachzudenken. Die Schlaflosigkeit nahm jedoch zu und machte sich tagsüber bemerkbar: Er war etwas reizbarer und innerlich unruhiger, als er es von sich kannte. Gelegentlich fühlte er sein Herz schnell schlagen. Die Wochenenden, die früher für gemeinsame Aktivitäten mit seiner Frau reserviert waren, dienten mehr und mehr seiner Erholung zu Hause auf der Couch. Überdies stellten sich Konzentrationsstörungen ein. Eines Tages hatte er im Büro eine Akte verlegt und konnte sich nicht mehr erinnern, wo sie zu suchen sei – ein mittleres Desaster, da sie die Grundlage einer wichtigen Besprechung hätte sein sollen. Den Ernst seiner Situation begann er zu begreifen, als er dann eines Morgens nicht mehr aufstehen wollte, weil die Vorstellung, mit den anderen Kolleginnen und Kollegen am Arbeitsplatz Strategien zu diskutieren, einen Anfall von Herzrasen bei ihm auslöste. Ihm wurde klar: »So kann es nicht weitergehen«, und er vereinbarte mit uns im Zentrum einen Termin.

Als er seine Situation zum ersten Mal darstellte, wirkte er eher überrascht als besorgt. Er war guter Hoffnung, dass sich seine Beschwerden so schnell, wie sie gekommen waren, auch wieder verflüchtigen würden. Mit einem ersten Praxisvorschlag ging er nach Hause. Herr Sch. übte seine Praxis am späten Nachmittag, nach der Arbeit. Die Gesamtwirkung des Kurses zielte auf die Dämpfung der Übererregbarkeit und die Beseitigung seiner Schlafstörungen ab.

Über mehrere Wochen hinweg übte Herr Sch. diese Praxis mit kleinen Veränderungen *(Kurs – Herr Sch., Abb. S.26)*: Sein Schlaf wurde besser und er fühlte sich etwas entspannter.

Zu einem der späteren Termine kam Herr Sch. zu uns mit dem Wunsch, über eine Frage zu sprechen, die ihn in letzter Zeit beim Üben immer wieder beschäftigt und nachdenklich gestimmt habe. »Wie hatte es so weit kommen können? Was waren mögliche Auslöser, die seine Situation so auf die Spitze getrieben hatten?« Er zählte die Umstände auf, die möglicherweise dazu beigetragen hatten: Im letzten Jahr hatte er einen neuen Chef bekommen und wurde einem Team von MitarbeiterInnen zugeteilt, das in einer Art »Bereitschaftsdienst« den Kunden im Notfall auch an den Wochenenden zur Verfügung stand. Auch wenn er nicht oft zum Einsatz kam, so hatte diese ständige Verfügbarkeit, wie er jetzt bemerkte, seine Freizeit doch stark beeinflusst. Ein junger Kollege hatte sich schnell einen guten Namen gemacht und Herrn Sch. fiel es manchmal nicht ganz leicht, mit ihm mitzuhalten. Zudem klagte seine Frau mehr Initiative und Unternehmungsgeist in der Beziehung ein. All das – so fühlte er – hatte ihn unter Druck gesetzt. In diesem Zusammenhang sprach er zum ersten Mal aus, dass er seine Belastbarkeit offenbar sehr falsch eingeschätzt hatte. Sein Eindruck sei immer gewesen, er »mache das

Kurs Herr Sch.

1) ↑ Ein⇄Aus) Aus⇄Ein ↱ in jeder Wiederholung weiter
   zwischen- 4x nach vorn beugen
   atmen

2) ⌒ Ein⇄Aus ⌒ Aus*⇄Ein ⌒ *jedes Mal langsamer in die
   zwischen- 6x Übung gehen
   atmen

3) ⌒ Summen bei Aus ← Ein ⌒ Beine seitlich ablegen
   6x jede Seite

4) ⌒ 8 Atemzüge, mit den Fingern zählen

5) ⌒ Aus⇄Ein ⌒ 6x

6) ⌒ Aus①→ ⌒ Ein Aus②→ ⌒ Ausatmung① ist länger als Ausatmung②
   ← Ein

7) ⌒ kurzes Nachspüren

mit links«. Dass die einfachen und körperlich anspruchslosen Übungen seines Programms ihm so entgegengekommen seien, habe ihn nachdenklich gemacht.

Seine weiteren Yogapraxen regten ihn an, hinsichtlich seiner Reaktionen auf berufliche und partnerschaftliche Drucksituationen achtsamer zu sein. Es gelang ihm immer besser, rechtzeitig zu spüren, ob er gerade dabei war, sich zu übernehmen. Wenn er in sein altes Fahrwasser geriet - Motto: »Ich kann das alles bewältigen« -, konnte er frühzeitig die »Notbremse ziehen«.

Eine Korrektur der Selbsteinschätzung, wie Herr Sch. sie erfuhr, steht keineswegs immer im Vordergrund einer Yogatherapie, sie kommt jedoch sehr häufig vor. Ausgelöst wird eine solche Korrektur durch den Prozess des selbstständigen Übens. Aus den Momenten innerer Ruhe, die beim Üben entstehen, erwächst die Möglichkeit, sich selbst von einem neuen Standpunkt aus zu betrachten und das Bild zu korrigieren, dass man von sich hat.

Innere Einstellung verändern

Im Rahmen einer Yogatherapie beobachten wir auch immer wieder einen Prozess, der sich oft ohne besonderes Zutun entwickelt. Wir sprechen von einer Veränderung der inneren Einstellung zu einer Erkrankung. Bisweilen ist das für die Betroffenen eine besondere Herausforderung, letztlich erweist sie sich aber immer als eine Unterstützung im Prozess der Heilung. Das folgende Beispiel soll Ihnen diesen Aspekt der Yogatherapie verdeutlichen.

Herr M.

Herrn M. lernten wir kennen, nachdem ihm die Diagnose einer äußerst bösartigen Erkrankung des Lymphsystems gestellt worden war. Die beiden ersten Zyklen seiner Chemotherapie hatte er hinter sich. Schon im ersten Gespräch brachte er ein Thema ein, das neben seinem Lymphknotenkrebs von großer Bedeutung für ihn war. Er berichtete von einer großen inneren Erschütterung: Obwohl er in den letzten zehn Jahren seines Lebens sehr bewusst mit sich umgegangen sei, auf seine Ernährung geachtet habe, in einer glücklichen Partnerschaft lebe und Beruf und Privatleben gut trenne, habe er Krebs bekommen! Diese Tatsache machte ihm – verbunden mit den vielen Ängsten vor der Zukunft – enorm zu schaffen und ließ ihn schlecht schlafen; er grübelte ganze Nächte hindurch. Mit Yoga wollte er sich entspannen.

Während der Monate der Chemotherapie-Zyklen übte er kurze

Yogaprogramme, machmal auch zweimal am Tag, je nachdem, wie es sein Zustand ihm erlaubte. *(Kurs a – Herr M., Abb. unten)*

Meistens beinhalteten die Programme leichte körperliche Übungen und legten den Schwerpunkt auf Atem und Entspannung.

Die folgenden Kurse änderten sich nur wenig; Herr M. erlernte eine Atemtechnik, die den Entspannungseffekt verbesserte; gelegentlich hatte er Lust, sich mehr zu bewegen. Seine Wünsche wurden in den Programmen jeweils aufgegriffen.

Nach Abschluss der Chemotherapie hatte sich der Lymphtumor vollständig zurückgebildet, Herr M. erholte sich und kam wieder zu Kräften. Seine Stimmung jedoch wurde nicht besser. Noch immer hatte er das Gefühl, ihm sei mit seiner Erkrankung eine große Ungerechtigkeit widerfahren. Sehr langsam nur konnte er sich der Erkenntnis öffnen, dass auch die intensivsten Anstrengungen, wie er sie sein Leben lang unternommen hatte, keine Garantie auf dauernde Gesundheit schaffen.

Kurs a – Herr M

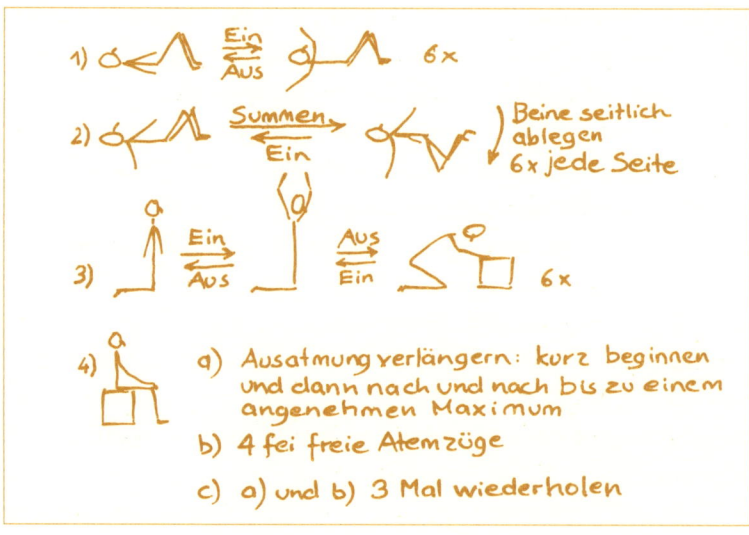

Yoga als Therapie

Herr M. arbeitet auch ein weiteres Jahr nach der Bewältigung seiner gefährlichen Krankheit, noch immer an diesem Thema. Sein Übungsprogramm *(Kurs b - Herr M., Abb. unten)* hilft ihm dabei, immer aufs Neue über seine Kränkung zu reflektieren und durch einen regelmäßigen Blick auf die Realität (»Ich bin wieder gesund geworden, nicht alles ist beherrschbar.«) eine andere, angemessene Einstellung zu seiner Erkrankung zu finden.

Kurs b - Herr M.

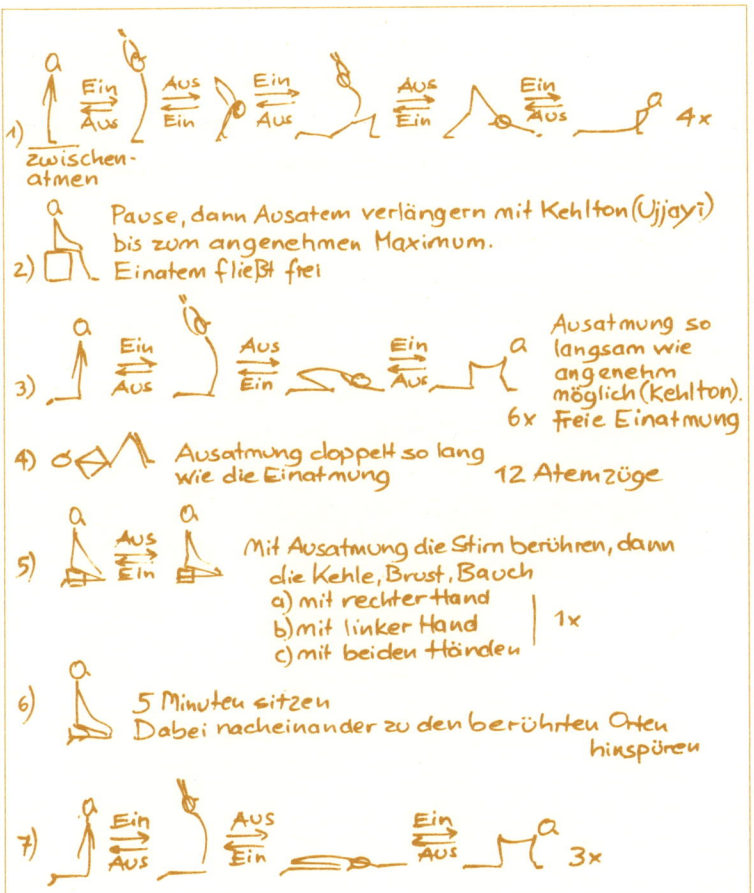

Stimmungen verändern
Herr D.

Herr D. ist 24 Jahre alt und studiert im 2. Semester Mathematik auf das Lehramt, als wir ihn kennen lernen. Seit seiner frühen Jugend leidet er an einer Depression, viele Monate verbrachte er in psychiatrischen Einrichtungen. Seit 4 Jahren ist sein psychischer Zustand stabiler geworden. Er nimmt ein Antidepressivum und wird psychotherapeutisch durch einen Arzt betreut und begeleitet. Er war es, der ihm nahelegte, sich körperlich zu fordern. Joggen hatte er versucht, es machte ihm aber keinen Spaß; Mannschaftssport sagte ihm auch nicht zu. In einem Abendkurs hatte er Yoga kennengelernt und fühlte sich nach den Übungen immer recht aufgeräumt. Er will einen Versuch wagen, es etwas mehr für sich zu üben, auch um zeitlich unabhängig von Abendterminen zu sein.

Nach einigen unterschiedlichen Programmen, die sich alle auf eine zunehmend körperliche Ausrichtung konzentrierten, ist dies sein letzter Kurs. Er übt ihn inzwischen meist vier bis fünf Mal wöchentlich zu Hause.

Das Wichtigste für ihn daran ist, dass er sich danach „richtig gut spüren kann". Wenn er doch einmal über viele Tage nicht zu seiner Praxis kommt, registriert er durch die Zunahme von Stimmungsschwankungen, wie positiv sich das regelmäßige Üben auf sein Lebensgefühl insgesamt auswirkt. *(Kurs – Herr D., Abb. S. 31)*

Yoga als Therapie

Kurs – Herr D.

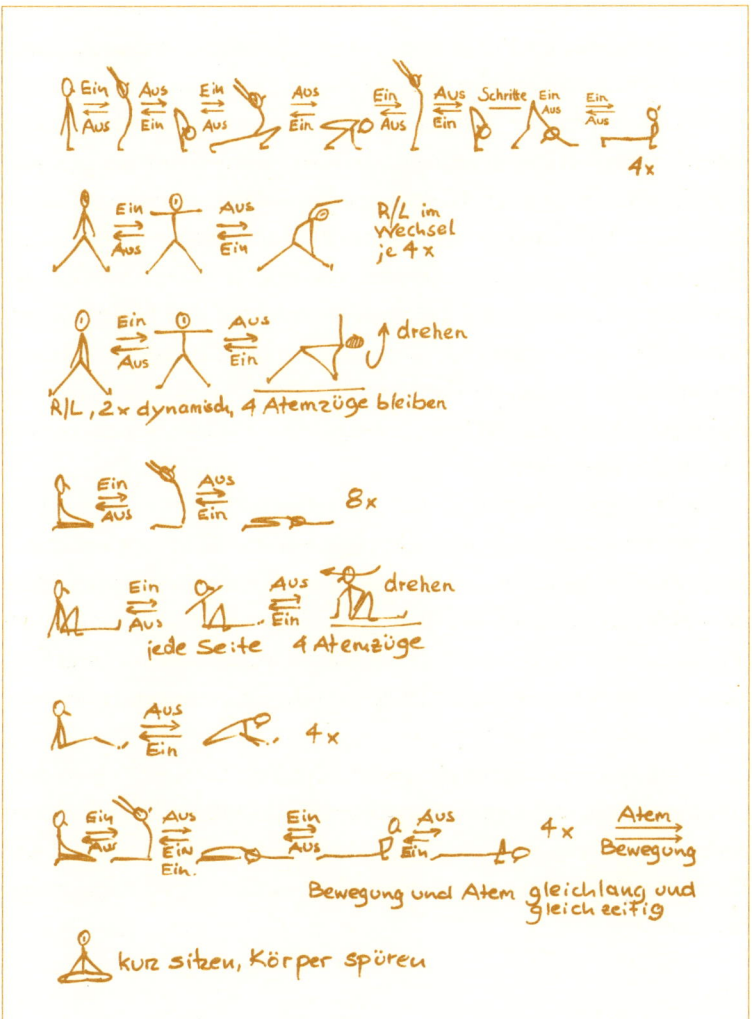

Die Bedeutung der therapeutischen Beziehung

Vor dem Hintergrund unserer langjährigen Arbeit sind wir uns sicher, dass eine gute Beziehung zwischen der Klientin/dem Klienten und der Therapeutin/dem Therapeuten die Basis des Behandlungserfolgs ist. Ein solches Verständnis wird mittlerweile durch viele Untersuchungen für die verschiedensten Arten von Therapien gestützt.

Die Unterschiede in den Wirkungen der Therapien zeigen sich etwa darin, dass Medikamente unterschiedlich anschlagen in Abhängigkeit davon, ob sie von einem entnervten Arzt verordnet werden, der ein Rezept ausstellt und dabei seinem Patienten den Eindruck vermittelt, das Medikament werde sowieso nicht helfen, oder von einer empathischen Ärztin, die das Vertrauen ihrer PatientInnen genießt. Im letzteren Fall wirken beispielsweise selbst starke Schmerzmittel wie Opiate intensiver.

Aber vielleicht haben Sie ja bei Rückenproblemen oder zur Linderung von Schulterschmerzen auch schon einmal Praxen aus einem Buch über Yoga geübt und die Beschwerden wurden besser, ohne dass eine Therapeutin, ein Therapeut sie Ihnen zusammengestellt hat. Sicher gibt es das! Auch nicht jeder Kopfschmerz benötigt zum Verschwinden eine ärztliche Intervention, vielmehr genügt oft eine ordentliche Portion Schlaf.

Wenn wir den Begriff Heilkunst oder Yogatherapie verwenden, sprechen wir jedoch von einer nachhaltig wirksamen Strategie gegen ernsthafte Störungen. Ein letztes Beispiel in diesem Kapitel soll Ihnen die Bedeutung der therapeutischen Beziehung dabei nahebringen.

Frau G.

Als Frau G. zu uns kam, sprach sie von einem »letzten Versuch«, die chronischen Schulter-Nacken-Schmerzen in den Griff zu bekommen, die ihr zunehmend das Leben zur Qual machten. Aus den Verspannungen, die während ihres Arbeitsalltags als Sekretärin entstanden, entwickelten sich regelmäßig heftige Kopfschmerzen.

Yoga als Therapie

Diese bestimmten mehr und mehr ihr Leben. Langes Arbeiten am PC oder das Stenografieren von Sitzungen an Freitagen wurden zu Eckpunkten für die Planung ihrer persönlichen Unternehmungen an den Wochenenden. Eine gewisse Abhängigkeit von Schmerzmedikamenten bereitete ihr Sorgen, und sie erzählte von vielen unterschiedlichen Behandlungen und Untersuchungen in den letzten sieben Jahren, die ihr letztendlich »nichts gebracht« hätten. Es war ihr anzumerken: Die Nerven lagen blank.

Ihr erster Kurs *(Kurs - Frau G., Abb. S.34)* schien ihr aber zu wenig anspruchsvoll zu sein: »Diese einfachen Übungen sollen helfen? Da haben schon ganz andere Dinge nichts genützt. Ich bin es gewöhnt, etwas mehr zu tun. Nur keine Angst, es darf ruhig etwas weh tun.«

Nachdem ihr das Prinzip des schmerzfreien Übens in der Yogatherapie von ihrer geduldigen Therapeutin etwas ausführlicher erläutert worden war, ließ sie sich aber auf das regelmäßige tägliche Üben ihres unspektakulären Programms ein. Der Kurs beinhaltete ausschließlich Āsana-Varianten, die den bestehenden Schmerz nicht verstärkten. Beim nächsten Treffen zeigte sie sich erstaunt über die entspannende Wirkung ihrer kleinen Praxis. Die Kreativität der Therapeutin beim Entwerfen neuer Kurse beeindruckte sie sehr. Immer fanden sich genug neue Übungen, die nicht weh taten! Außerdem empfand sie die Fragen nach ihrem aktuellen Befinden als ernsthaft und teilnehmend und sie verstand mehr und mehr, welche Bedeutung die intensiven Nachforschungen nach Faktoren hatten, die ihre Beschwerden auslösten, verstärkten oder verbesserten: Aus kleinen Beobachtungen ihrerseits entstanden in den Yogasitzungen nicht selten neue und wirksame Übungsvarianten. Sie kam immer gern, um sich ein neues Programm geben zu lassen.

Nach dem ersten weitgehend schmerzfreien Wochenende war ihr Vertrauen in die Kompetenz und Fürsorge ihrer Therapeutin schon stark gewachsen. Nachdem Frau G. der vielen Ratschläge, die sie im Laufe ihres Leidens schon zu hören bekommen hatte, recht überdrüssig geworden war, konnte sie sich jetzt hingegen darauf einlassen, über mögliche Veränderungen ihres Alltags zu sprechen. Sie hatte das Gefühl, ihre Lehrerin verstehe wirklich, in welcher schwierigen Situation sie sich befand und wie wenige Möglichkeiten ihr Alltag bot, auf ihren Nacken Rücksicht zu nehmen.

Kurs Frau G.

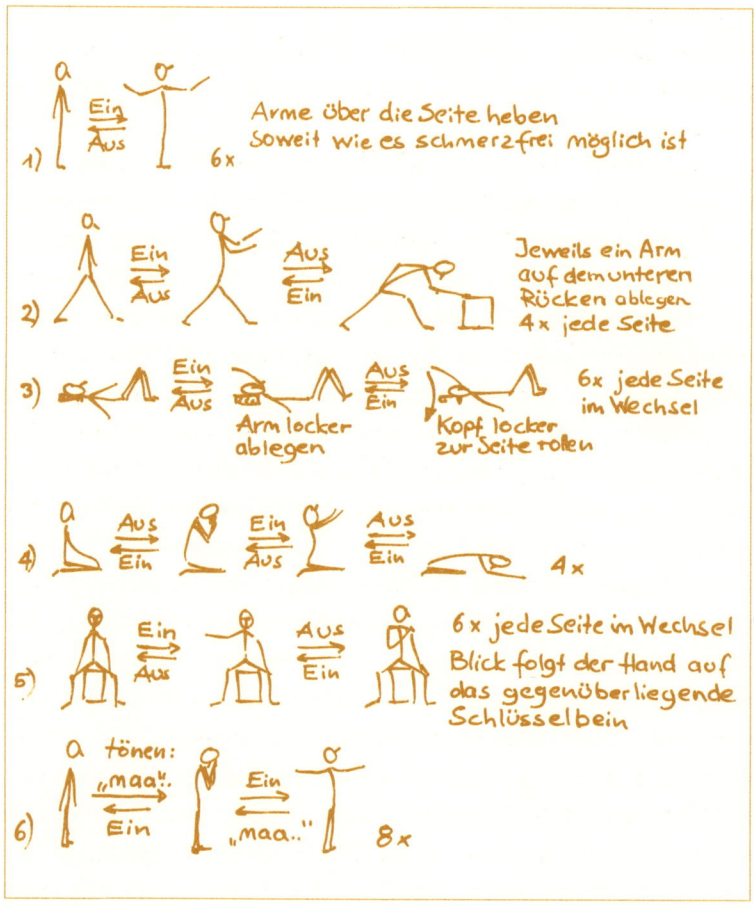

Ihre Gesundung schritt voran, bis es nach einer Serie langer Marathonverhandlungen im Betrieb zu einem gravierenden Rückfall kam und kurzfristig ein Yogatermin anberaumt werden musste. Mit großer Selbstverständlichkeit fand die Therapeutin eine neue Übungsserie, die Frau G. wieder problemlos praktizieren konnte. Das machte ihr neuen Mut. Der Rückfall dauerte nur vier Tage an, dann konnte sie wieder dort anknüpfen, wo sie vorher aufhören musste.

Vertrauen in eine andere Person zu haben ist weder eine willentliche Entscheidung, noch kann es eingefordert werden. Es entwickelt sich langsam auf dem Boden positiver Erfahrungen. Der Respekt der YogatherapeutInnen vor dem kranken Menschen, das Mitgefühl für ihn in seiner Not, kurz gesagt, das Interesse an ihm vermittelt sich in jeder Anweisung, in jeder Frage. »Was führt Sie zum Yoga?« »Wie sehen Ihre Beschwerden aus?« »Unter welchen Umständen verändern sich diese?« »Was hat Ihnen bisher geholfen?« »Wann am Tag könnte sich die Zeit für eine Yogapraxis finden?« »Wie ging es Ihnen mit Ihren Übungen?« Und dann das hartnäckige Suchen nach dem optimalen Programm – all das lässt eine Beziehung entstehen, in der der Yoga seine Wirkung dann mit dem Üben entfaltet.

Von großer Offenheit in der Kommunikation profitieren aber auch die YogatherapeutInnen. Das Konzipieren, Entwickeln und Vermitteln einer persönlichen Yogapraxis benötigt neben einem fundierten Fachwissen viele Informationen, die nur die Klientin, der Klient geben kann. Sie helfen dabei, Übungswirkungen besser einschätzen zu können und daraus die richtigen Konsequenzen zu ziehen. Denn wer Vertrauen hat, öffnet sich, erzählt ohne Scheu und ohne ein schlechtes Gewissen: etwa dass es zeitlich nicht möglich war, in den letzten Wochen zu üben oder dass die Übungen zu anstrengend waren. Vielleicht wurde auch immer eine Übung weggelassen, weil sie als zu langweilig empfunden wurde ... Wer sich ernst genommen fühlt, muss einen Schmerz weder schlimmer darstellen, als er ist, noch muss er unter Beweis stellen, dass er einiges an Schmerzen aushält. Es genügt, einfach zu sagen, wie man sich fühlt. Das Vertrauen in die Lehrerin, den Lehrer und damit in deren Übungsvorschläge stellt also eine Bedingung für den Erfolg von Yogatherapie dar.

Der erste Eindruck von Yogatherapie, den wir Ihnen hier zu Beginn geben möchten, lässt sich kurz so zusammenfassen:

> Yogatherapie wirkt, indem
> - Beschwerden verringert oder behoben werden sowie
> - das Leiden an einer Krankheit beeinflusst,
> - die Selbstwirksamkeitserwartung gesteigert,
> - die Selbsteinschätzung geschärft und
> - eine Veränderung der inneren Einstellung zu sich selbst und dem eigenen Handeln
>
> herbeigeführt werden kann.

Als wichtige Bedingung für das Wirken von Yoga als Therapie sehen wir eine *regelmäßige selbstständig ausgeführte Praxis*, die *angemessene Auswahl von Übungen* und eine *vertrauensvolle therapeutische Beziehung*.

Kapitel 3

Ein Übungssystem

Einen ersten Eindruck unseres Verständnisses von Yogapraxis haben Sie aus den Kursbeispielen des vorherigen Kapitels schon gewinnen können. Sagen unsere KlientInnen: »Ich habe heute Yoga gemacht«, dann meinen sie solche Abläufe unterschiedlicher Übungen, die in einem besonderen Setting professioneller Begleitung für sie entwickelt wurden – wir nennen sie Praxis, Yogaprogramm oder Kurs. In jeder Praxis lassen sich drei Arten von Übungen voneinander unterscheiden:

- Bewegungsabläufe und Körperhaltungen – die »Āsanas«,
- Atemübungen – »Prāṇāyāma«-Techniken und
- eine Vielzahl von Meditationsübungen – »Samyamas«.

Mit jedem dieser Übungsbereiche werden andere Schwerpunkte gesetzt. In den Āsanas steht der Körper im Mittelpunkt. Es geht dabei um Vorbeugen, Rückbeugen, Drehungen, Streckungen; um Anspannung und Dehnung, um Bewegungskoordination, um körperliche Stabilität und Leichtigkeit.

Beim Prāṇāyāma liegt der Fokus auf dem Atem, insbesondere auf der Herstellung einer besonderen Qualität des Atmens, also der Bewegung des Atems, seiner Feinheit, seiner Gleichmäßigkeit und seiner Länge.

In der Meditation schließlich steht das Erreichen einer besonderen mentalen Aktivität im Mittelpunkt. Hier geht es um eine entspannte Ausrichtung des Geistes, eine Stimmung von großer Präsenz und Offenheit.

In einer individuell gestalteten Übungsabfolge, also einer Praxis, sind diese drei Bereiche sehr eng aufeinander bezogen und vermischen sich zu einer einheitlichen Erfahrung. Wer Āsanas übt, verbindet jede Bewegung und Haltung mit einer bewussten Atemführung und Atemqualität. Ebenso werden dabei eine hohe Konzentration und die Ausrichtung des Geistes verlangt. Umgekehrt lebt jede Atemübung ihrerseits von einer ausgeglichenen Körperhaltung und einem hohen Maß an Aufmerksamkeit. Eine erfolgreiche Meditation wiederum wird getragen von einem ruhigen Atem und körperlicher Leichtigkeit und Stabilität. Man kann getrost sagen, dass nicht nur jede Yogapraxis, sondern auch jede einzelne Yogaübung immer eine jeweils besondere Verbindung von Körper, Atem und Geist verwirklicht.

So sehen also die Fäden aus, aus denen eine Yogapraxis gewebt ist. Die besonderen Techniken von Āsana, Prāṇāyāma und Meditation werden wir Ihnen in den folgenden Kapiteln genauer darstellen.

Das Üben

Zuvor wollen wir aber einen anderen zentralen Aspekt der Yogatherapie hervorheben, auch wenn wir dabei im Grunde eine Selbstverständlichkeit beschreiben: das eigene, selbstständige, regelmäßige Üben.[1] Es ist die Basis aller dem Yoga zugeschriebenen Wirkungen. (Und das gilt letztlich für jedes Yogaüben, nicht nur für seinen therapeutischen Einsatz.)

Was »üben« meint, vermittelt schon die doppelte Bedeutung, die diesem Wort in unserer Sprache eigen ist: Einmal beschreibt der Begriff das wiederholte und gezielte Bemühen, eine bestimmte Fähigkeit zu erwerben – etwa ein Klavierstück von Rachmaninow spielen, eine bestimmte Bewegungskoordination oder das Radfahren lernen. »Üben« kann aber auch ein »Ausüben« meinen, also das schlichte Vollziehen einer besonderen Handlung. Dabei wird einfach eine schon geläufige Fertigkeit wiederholt; so kann man sich etwa in Gastfreundschaft üben oder in Geduld.

Beim Yoga-Üben geht es um beides. Zum einen ist das Üben eher wie das Lernen des Radfahrens: Sie üben es, und wenn Sie es schließlich können, dann gelingt es Ihnen eben, auf zwei Rädern das Gleichgewicht zu halten. Das ist aber nicht der alleinige Zweck, sondern Sie gewinnen auch in anderer Hinsicht mehr Kompetenz und gelangen etwa morgens sicherer und vielleicht auch schneller zum Bäcker, um die Brötchen zu holen. Ein Beispiel aus unserem Zentrum soll diesen Aspekt für das Yoga-Üben veranschaulichen.

Eine junge Frau kam mit einem speziellen Wunsch zu uns. Sie hatte vor Kurzem ihren Traumjob als Moderatorin in einem Radiosender angetreten. Nun hatte sie aber seit Beginn ihrer Arbeit das Problem, dass die ersten fünf Minuten jeder Moderation von einem heillosen Lampenfieber überschattet waren; die Stimme wackelte und sie fühlte sich miserabel. Das wollte sie gern ändern. Was sie dafür lernte, war die Abfolge einiger Atemübungen. Diese Praxis übte sie über einige Wochen sehr regelmäßig, bis sie die Übungen schließlich fast im Schlaf beherrschte. Nach sechs Wochen konnte sie den Atem gut regulieren – für sich genommen eine neue Fertigkeit, über die sie vorher nicht verfügte. Was ihr aber vor allem wichtig war: Wenn sie diese Übungen fünf Minuten lang machte, bevor sie sich ans Mikrofon setzte, sank ihr Stresspegel deutlich, das Lampenfieber wurde weniger und ihre Anmoderation besser.

Wenn unsere KlientInnen ihre Praxis üben, dann beherrschen

sie natürlich auch ihre Āsanas immer besser. Im Vordergrund steht aber meist, inwiefern sie davon profitieren, etwa durch eine neue Körpererfahrung, größere Beweglichkeit im Alltag, einen stabileren Rücken, weniger Kopfschmerz oder eine bessere Stressbewältigung.

Der andere Aspekt beim Yoga-Üben gleicht mehr den Erfahrungen eines virtuosen Klavierspielers, der sich an den Flügel setzt und mit leichter Hand und ganz für sich mit hohem Genuss sein Lieblingsstück spielt. Er tut jetzt einfach etwas, was er kann. Wer Yoga »kann«, sich »im Yoga übt«, erfährt beim Üben den Genuss eines Moments von Innehalten, die Stimmigkeit zwischen Körper und Atem, oft auch das Gefühl eines intensiven Bei-sich-Seins. Körper, Gedanken und Gefühle werden anders erlebt, als es der Alltag normalerweise erlaubt: ruhiger, unmittelbarer, leichter, achtsamer, offener. Das Üben in diesem Sinne von »ausüben«, von »sich üben« kann so zu einem regelmäßig wiederholten Perspektivenwechsel werden, der sich mithilfe entsprechender Techniken durch eigenes Bemühen verlässlich herstellen lässt. Davon wird später noch ausführlicher die Rede sein.

An dieser Stelle möchten wir erst einmal festhalten: Fast allen Übenden, die sich für einige Zeit auf ein regelmäßiges Yogaprogramm einlassen, begegnen immer beide Aspekte, wenn auch mit unterschiedlichem und oft wechselndem Gewicht: das »Einüben« einer Fähigkeit als Voraussetzung für das Erreichen einer gewünschten Verbesserung und das »Sich-Üben« in einer vertrauten Praxis.

Kapitel 4

Körperarbeit – Āsana[1]

Es mag verwunderlich klingen, aber es ist so: Innerhalb der verschiedenen Richtungen und Stile des Yoga besteht kein Konsens darüber, was ein Āsana ist. Manchen erscheint es als wesentlich, dass ein Āsana möglichst lange bewegungslos gehalten wird. Wie Sie in unseren Kursbeispielen erkennen können, lehren wir dagegen Āsanas im therapeutischen Kontext viel häufiger auf dynamische als auf statische Weise. Einige YogalehrerInnen lassen nur eine ganz bestimmte Form eines Āsana gelten, viele andere unterrichten dagegen das gleiche Āsana in einer großen Bandbreite von Formvarianten. Auch in der Bewertung einzelner Āsanas zeigen sich erhebliche Unterschiede. So gilt manchen der Kopfstand als »König« der Āsanas. Für uns ist er dagegen eine Körperhaltung, die für eine regelmäßige Praxis nur selten sinnvoll genutzt werden kann. Für die therapeutische Arbeit hat er überhaupt keine Bedeutung; vielmehr ist das Risiko beträchtlich, bei intensiver Praxis dieser Übung ernsthaften körperlichen Schaden zu nehmen. Und schließlich begegnet man immer wieder der Vorstellung, das Ziel einer Āsanapraxis sei die Bewältigung gerade solcher Körperhaltungen, die ein besonders hohes Maß an Gelenkigkeit verlangen.

Andere LehrerInnen orientieren sich dagegen nicht daran, sondern an Funktion, innerer Qualität und Wirkung eines Āsana. Solche Differenzen sind keineswegs erst das Produkt der Ausbreitung des Yoga im Westen. Auch schon vor vielen hundert Jahren gab es in Indien beispielsweise Richtungen, die eine extreme Beherrschung des Körpers in immer akrobatischeren Haltungen suchten. Wer den Körper völlig im Griff hat – so der damals oft von Magie und Allmachtsfantasien geprägte Glaube –, kann schließlich die Gesetze des Lebens überhaupt beherrschen; dies mit Blick auf die verlockende Aussicht auf ewige Gesundheit, ja sogar ewiges Leben.[2]

Es gilt inzwischen als sicher, dass keine der heute bekannten Arten Āsanas zu praktizieren auf eine vielhundertjährige ungebrochene Tradition zurückgreifen kann. Der heutige Āsanaunterricht im Westen wie auch in Indien selbst ist in all seiner Vielfalt das Produkt einer radikalen Neubestimmung des Yoga, die zu Beginn des letzten Jahrhunderts in Indien ihren Anfang nahm und noch immer andauert.[3]

Wer Āsanas unterrichtet ist also aufgefordert, die Auswahl der Übungen und die Konzepte zu erläutern, die sich damit verbinden. Unser Verständnis der Āsanas ist von einem Ansatz inspiriert, der seit den 1960er-Jahren unter dem Begriff *Viniyoga* im Westen Verbreitung fand. Viniyoga ist kein besonderer Yogastil. Vielmehr beschreibt Viniyoga ein liberales Yogaverständnis, das sich an den Einschränkungen, den Möglichkeiten und den Ressourcen der Übenden orientiert und Yoga als Mittel begreift, den Anliegen der Übenden bestmöglich zu entsprechen. Wir lehren nicht eine immer gleiche, einmal festgelegte Āsana-Reihe, wir folgen nicht der irrigen Vorstellung, es gäbe so etwas wie einen in der Tradition festgeschriebenen und begrenzten Kanon klassischer Āsanas. Wir unterrichten Āsanas sowohl dynamisch als auch statisch, wir können in Āsana-Kursen körperlich sehr hohe Anforderungen stellen, können aber auch mit sehr einfachen Bewegungen und Haltungen wirksame Praxen gestalten. Was Viniyoga ausmacht, ist der Anspruch und die

Kunst, die vielfältigen Übungen des Yoga konsequent an die Anliegen und Gegebenheiten einer Person anzupassen: sehr individuell, entsprechend kreativ und mit achtsamem und kritischem Blick auf deren Wirkungen. Das gilt nicht nur für den therapeutischen Umgang mit Āsanas, sondern für jede Arbeit mit dem Yoga.

»Viniyoga« heißt wörtlich übersetzt nichts anderes, als »etwas auf eine besondere Weise anzuwenden«, eben die Übungen des Yoga in individuell angemessener Weise. Bis heute ist nicht klar, aus welchen der vielen, im 19. Jahrhundert existierenden Traditionslinien des Yoga sich dieses Yogaverständnis wirklich speist. Eine erste Verbreitung fand es durch einen wichtigen Lehrer und Erneuerer des Yoga, dessen Lehrtätigkeit in den dreißiger Jahren des letzten Jahrhunderts begann: T. Krishnamacharya (1888-1989). Sein Credo wird oft zitiert: »Jedes Āsana muss an den Menschen angepasst werden, nicht der Mensch an das Āsana.« Er war es auch, der den Yoga wieder aus seiner Vereinnahmung durch hinduistische Dogmen befreite, in denen er in Indien bis dahin gefangen war.

T. Krishnamacharya war auch einer der ersten, die die Yogapraxis in einem therapeutischen Setting nutzten. Diese Arbeit und sein Verständnis von Yoga als *Viniyoga* wurde von seinem Schüler und Sohn T.K.V. Desikachar (*1938) fortgesetzt, weiterentwickelt und durch ihn nun auch im Westen bekannt. Wie auch uns selbst inspirierte er viele andere Yogalehrende weltweit mit seinem undogmatischen, hinterfragbaren Verständnis von Yoga und einem Umgang mit Āsanas, der sich dem modernen Wissen über den Menschen und seinen Körper verpflichtet fühlt.

Was wir unter Āsana verstehen

Wir definieren Āsana konzeptionell und orientieren uns nicht eng an einer ganz bestimmten Form. Entscheidend ist für uns die *Funktion* der Körperhaltung, während die geübte *Form* sich dieser Bestimmung unterordnet. Wir fragen also: Was kann die Körperhaltung im Hinblick auf den Körper und den Geist des oder der

Übenden bewirken? Das immer perfektere Nachstellen eines bestimmten Āsana-Bildes beim Üben ist dagegen für uns kein Maß für den Fortschritt in einer Āsana-Praxis.

Vor diesem Hintergrund wird verständlich, warum uns für jedes Āsana eine Vielzahl einander *gleichwertiger* Varianten zur Verfügung steht. Gewählt wird die, welche sich für eine Person und ihr Anliegen als die angemessenste erweist.

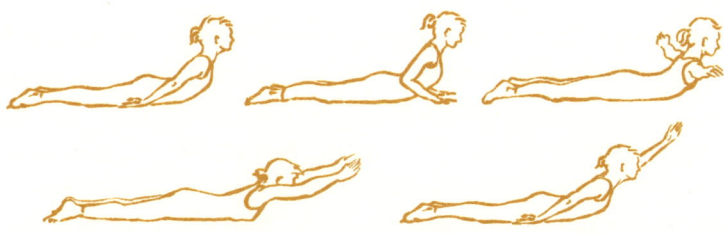

Eine kleine Auswahl der vielen Varianten von Bhujangāsana. Obgleich sie sich der Form nach deutlich unterscheiden, sind sie unter dem Gesichtspunkt der Anwendung und Wirksamkeit gleichwertig. Ein Übender profitiert mehr davon, wenn er die Hände aufstützt, einer anderen Übenden hilft am wirkungsvollsten eine asymmetrische Variante weiter.

In der einmal gewählten Variante entfaltet ein Āsana seine Funktion nun wesentlich über die besondere Qualität, in der es geübt wird. Wir setzen Āsana mit der inneren Qualität einer Körperhaltung gleich. Aus den Beschreibungen der bisherigen Beispiele haben Sie sicher schon ein wenig herauslesen können, was damit gemeint ist. Im Folgenden wollen wir Ihnen diesen Aspekt am Beispiel von Dvipāda pītham (»Schulterbrücke«) etwas genauer erläutern.

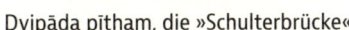

Dvipāda pītham, die »Schulterbrücke«

Die Qualitäten, die wir ohne Ausnahme in jedem Āsana – so auch in der Schulterbrücke – anstreben, sind einmal:

- *Stabilität, Leichtigkeit und gerichtete Aufmerksamkeit.*[4]

Stabil heißt für Bewegungsabläufe, dass sie gleichmäßig geführt, sicher beherrscht und gut koordiniert werden. In statischen Positionen meint es die Sicherheit und Ruhe in einer Haltung.

Mit *Leichtigkeit* ist ein Wohlbefinden in der Übung gemeint. Ein guter Indikator dafür ist unter anderem ein ruhiger, ungehinderter Atemfluss. Leichtigkeit definiert sich selbstverständlich auch über die Abwesenheit von Schmerz und das Vermeiden von Fehlbelastungen.

Der Begriff *gerichtete Aufmerksamkeit* beschreibt das Ausrichten des Geistes auf einen Fokus aus einer Stimmung innerer Freiheit heraus. Das kann der Körper insgesamt sein, oft sind es auch bestimmte Bereiche des Körpers, die von dem entsprechenden Āsana besonders angesprochen werden sollen – im Beispiel der Schulterbrücke etwa die Weitung des Brustkorbs. Immer wieder im Mittelpunkt steht auch die Ausrichtung auf den Atem und seine Koordination mit der Bewegung. Diese Aufmerksamkeit ist nicht zu verwechseln mit jener, die sich aufdrängt, wenn beispielsweise bei der Schulterbrücke das Spüren der Hüftdehnung so in den Vordergrund rückt, dass kein Platz mehr für eine freie Wahl des Fokus bleibt.

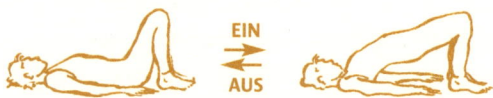

Dvipāda pīṭham: Zu einem Āsana wird es erst, wenn dabei bestimmte Qualitäten verwirklicht werden: Stabilität, Leichtigkeit (dazu gehört auch die Abwesenheit jeglichen Schmerzes) und gerichtete Aufmerksamkeit. Das gilt für die Haltung selbst ebenso wie für den Weg dorthin und wieder zurück in die Ausgangsposition.

Bei der Qualität eines Āsana geht es außerdem um:
- eine *harmonische und enge Verbindung von Atem und Bewegung.* Angestrebt wird ein bewusster, gleichmäßig und lang geführter Atem in Koordination mit jeder Bewegung.

Körperarbeit – Āsana

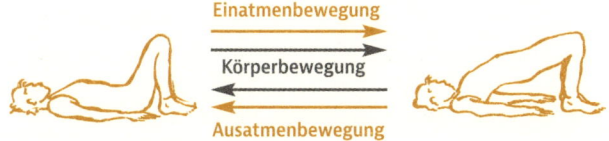

Zu den angestrebten Qualitäten eines jeden Āsana gehören auch ein gleichmäßiger Atem und die gute Koordination von Atem und Bewegung. Im einfachsten Fall bedeutet dies wie hier abgebildet, dass beim Weg in die Schulterbrücke der Einatem und die Bewegung dorthin gleichzeitig beginnen und enden (für den Rückweg gilt das gleiche im Zusammenspiel mit der Ausatmung). In einer anspruchsvolleren Variante wird die Bewegung in den Atem eingebettet: Der Atem beginnt einen Augenblick vor der Bewegung und endet einen Augenblick nach ihr.

Neben Stabilität, Leichtigkeit, Achsamkeit und bewusster Atemführung gilt als weiterer wesentlicher Aspekt für die Āsana-Praxis
- das »positive« Erreichen der gesamten Wirbelsäule und ihrer Muskulatur.

Was heißt das? Im Englischen gibt es dafür den schönen Begriff »alignment«, der gleichzeitig »Ausrichtung«, »Zentrierung« und »richtige Anordnung« meint. Es geht darum, dafür zu sorgen, dass in jedem Āsana unsere Körperachse in eine sinnvollen »Anordnung« gebracht wird. Für unser Beispiel der Schulterbrücke, in der die Rückenmuskulatur kontrahiert wird und die Wirbelsäule in eine Rückbeuge hinein geht, bedeutet dies: Mit der Rückbeugebewegung soll vor allem der obere Rücken erreicht werden (A). Gleichzeitig gilt es, eine zu starke Lordosierung (also Höhlung) im unteren Rücken zu vermeiden (B).

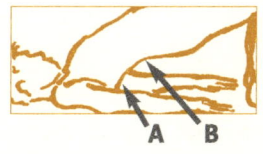

Die Wirbelsäule »positiv erreichen« ist ein wesentlicher Aspekt, der eine Haltung zu einem Āsana macht. In unserem Beispiel wird im Bereich der Brustwirbelsäule (A) eine Rückbeugebewegung angestrebt. »Negativ« erreicht würde etwa die Lendenwirbelsäule (B), wenn dort – anders als in der Abbildung – eine sehr starke Lordosierung stattfände.

> Diese Qualitäten machen eine Körperhaltung zu einem Āsana:
>
> - **Stabilität, Leichtigkeit und gerichtete Aufmerksamkeit**
> - **Die harmonische und enge Verbindung von Atem und Bewegung**
> - **Das positive Erreichen der gesamten Wirbelsäule und ihrer Muskulatur**

Nun haben Sie einen ersten Eindruck davon, wann eine Körperhaltung für uns zu einem Āsana wird. Dieses konzeptionelle und nicht an einer (Ideal-)Form orientierte Verständnis erlaubt es uns, jedes Āsana in vielfältiger Weise so zu variieren, dass es für eine bestimmte Situation und Person tatsächlich in die gewünschte Richtung wirkt. Dabei machen wir weder vom Anspruch auf Achtsamkeit, auf die Verbindung von Atem und Bewegung und auf das positive Erreichen der Wirbelsäule Abstriche.

Flexibel gehen wir dagegen bei unserem Beispiel-Āsana etwa mit dem Aspekt der »Weitung des Brustkorbs« um. Auch wenn diese besondere Körpererfahrung bei der Praxis von Dvipāda pītham normalerweise oft ein zentrales Ziel der Praxis ist, setzen wir im therapeutischen Kontext immer wieder einen ganz anderen Schwerpunkt: Nun nutzen wir dieses Āsana für eine milde und gut dosierbare Kontraktion einer chronisch schmerzenden Lendenmuskulatur. Im Mittelpunkt steht jetzt allein die schmerzfreie Aktivierung der Rückenmuskeln in einer milden Rückbeuge des gesamten Rückens. Ohne Zögern wird dabei auf ein deutliches Anheben des Rumpfes vom Boden verzichtet und dadurch die sonst wichtige Weitung des Brustkorbs stark eingeschränkt. Je kritischer eine aktuelle Schmerzsymptomatik, umso mehr wird die Praxis von Dvipāda pītham allein davon bestimmt, wie sich eine angemessene Kontraktion der Muskulatur des unteren Rückens erreichen lässt. Das ist gemeint, wenn wir sagen: »Die Funktion bestimmt die Form«.

Körperarbeit – Āsana

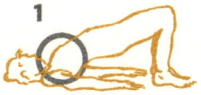

Oft nutzen wir Dvipāda pītham, um aus einer sehr stabilen Position heraus den Brustkorb ohne große Anstrengung zu weiten. (1)

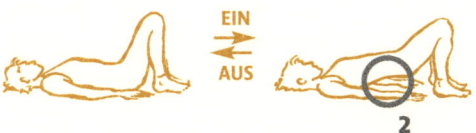

Bei Menschen mit akuten Rückenschmerzen allerdings rückt ein anderes Ziel in den Mittelpunkt, die Form der Haltung wird ihm untergeordnet: Durch ein nur leichtes Anheben des Beckens vom Boden können die Rückenmuskeln in einer sanften Rückbeuge schmerzfrei aktiviert werden. (2) Die »perfekte«, weil passende Form eines Āsanas orientiert sich an seiner Funktion.

Das Anpassen von Āsanas an eine bestimmte Person mit ihren Möglichkeiten und Anliegen schlägt sich als Umsetzung dieses Prinzips in der Praxis nieder.

Wie Sie sehen, spielt in unserer Beschreibung des Āsana »Schulterbrücke« zum Beispiel die Vorstellung keine Rolle, dass die Übung »besser«, »fortgeschrittener« oder »wirksamer« wäre, je höher der Körper vom Boden abgehoben wird. Auch behaupten wir nicht, dass Sie von der Übung umso mehr profitieren würden, je länger Sie den Rumpf oben halten könnten. Und wir fügen noch hinzu: Wir können noch nicht einmal wissen, ob diese Übung für Sie überhaupt Sinn macht oder ob sie Ihnen sogar schaden würde.

Das wäre etwa der Fall, wenn Ihr vorgeschädigter Meniskus durch den Druck auf das gebeugte Knie überlastet wird.

Die Formen von Dvipāda pītham, die wir für eine regelmäßige Praxis vorschlagen, sind entsprechend vielfältig: Für gewisse Menschen wird ein Mitnehmen der Arme die Weitung des Brustkorbs unterstützen. Andere profitieren davon, die Arme neben dem Körper am Boden zu lassen, weil dadurch die nötige Rückenspannung reduziert wird. Manche können ihren oberen Rücken besser bewegen, wenn die Füße in einen größeren Abstand zueinander gesetzt werden, bei anderen würde die gleiche Anweisung zu einer unerwünscht starken Lordosierung des unteren Rückens führen.

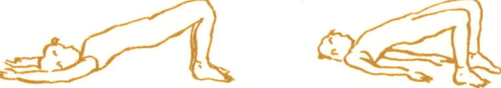

Für manche Situationen ist das Mitnehmen der Arme beim Üben der Schulterbrücke hilfreich. In anderen wird eine gewünschte Wirkung am besten erreicht, wenn für die Füße ein großer Abstand voneinander gewählt wird.

Jede Übungsvariante konfrontiert die Übenden mit einer bestimmten Intensität von Anforderung. So wird etwa von der Rückenmuskulatur mehr verlangt, wenn in der Āsana-Übung Shalabhāsana (Heuschrecke) die Arme nach vorne ausgestreckt werden, als wenn sie neben dem Körper am Boden bleiben.

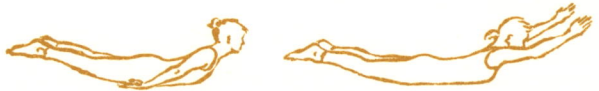

Ganz offensichtlich unterschiedliche Anforderungen an die Rückenkraft verlangen diese beiden Formen von Shalabhāsana.

Die bisherigen Ausführungen machen deutlich, was wir unter Āsana verstehen und wie wir damit umgehen. Zugleich wird durch ein solches Verständnis ein Vorgehen möglich, ohne das wir in der Yogatherapie nicht auskommen: die Möglichkeit der kleinen Schritte. Wir nutzen dabei von jedem einzelnen Āsana eine große Anzahl an Variationen, die sich im Grad ihrer Anforderungen unterscheiden. Das erlaubt uns ein hohes Maß an Flexibilität. Wir können die Übenden so zum Beispiel nach und nach über Tage, Wochen und Monate hinweg gezielt mehr und mehr fordern. Darüber hinaus gestattet uns diese Vorgehensweise, auch dann auf einem Niveau mit sehr niedrigen Anforderungen zu praktizieren, wenn andere Übungen gerade

Körperarbeit – Āsana

nicht möglich sind. Yoga therapeutisch zu üben, ist daher immer möglich, auch wenn die Bewegungsmöglichkeiten sehr eingeschränkt sind – es findet sich immer ein Einstieg.

Yogatherapie muss flexibel sein

Die beiden folgenden Beispiele sollen unsere Vorstellungen noch einmal aufgreifen und verdeutlichen.

Frau S., 47 Jahre

Am besten lässt sich dieses Beispiel wohl auf den Punkt bringen mit: »der Tag, an dem Frau S. vergaß, ihr Kissen mitzubringen«. Frau S. wollte »es mit Yoga versuchen«, nachdem ihre chronischen Rückenschmerzen über Jahre hinweg durch nichts wirklich zu beeinflussen gewesen waren. Sie war das, was man in der Medizin eine »Schmerzpatientin« nennt: Sie litt unter dauerhaften, zwischen »erträglich« und »unerträglich« wechselnden Schmerzen des unteren Rückens mit Ausstrahlung in beide Beine bis hin zu den Knien. Bei den alltäglichen Verrichtungen, vor allem bei der Hausarbeit, hatte sie fast immer das »Gefühl, gleich durchzubrechen«. Seit einem Jahr war sie frühzeitig verrentet. In unregelmäßigen Abständen nahm sie über Tage oder Wochen hinweg Schmerzmittel. (Als ehemalige Apothekenhelferin kannte sie sich damit aus.)

Ihr selbst war bewusst geworden, dass ihre Furcht vor noch mehr Schmerzen zu einer wachsenden Bewegungshemmung führte; sie bewegte sich immer vorsichtiger und weniger. Unglücklich verbrachte sie viele Stunden liegend oder halb liegend auf dem Sofa oder im Bett. Beim telefonischen Kontakt mit unserem Zentrum überzeugte sie der Hinweis, dass für ihre Situation unserer Erfahrung nach die Übungen sehr individuell gestaltet werden müssten und ein Erfolg erst nach geraumer Zeit zu erwarten sei. Später sagte sie einmal: »Hätten Sie mir erzählt, dass alles in zwei oder drei Monaten gut wäre, wäre ich gar nicht erst gekommen. Das kann gar nicht sein«. Beim ersten Gespräch mit ihrer Yogalehrerin brachte sie eine Mischung aus Skepsis und zaghafter Hoffnung zum Ausdruck: »Etwas weniger Schmerzen, ein bisschen weniger Einschränkung – das wäre schon viel!«

Ohne ein schmales Schaumstoffkissen, das sie immer mitnahm, wenn sie ausging, und welches sie auch zu den Yogastunden stets mitbrachte, traute sie sich gar nicht, sich zu setzen oder hinzulegen. Bewegungen, die ihre Lehrerin ihr vorschlug, wie etwa das Heben und Senken der Arme, führte sie nur sehr gehemmt und vorsichtig aus. Drei Unterrichtsstunden brauchte es, um herauszufinden, welche Āsanas sie regelmäßig ohne Schmerzzunahme üben konnte. Daraus entstand ein erster kurzer Kurs. *(Kurs a – Frau S., Abb. S. 53)*

Er trug der Tatsache Rechnung, dass Frau S. sehr viel Angst hatte, sich zu bewegen. Nach weiteren zwei Terminen konnte schließlich eine Praxis entwickelt werden, die Frau S. dann sehr regelmäßig zwanzig Minuten am Tag über vier Monate hinweg übte *(Kurs b – Frau S., Abb. S.54)*. In dieser Zeit fiel Frau S. etwas auf, das sie in einer der ersten Stunden so beschrieb: Sie fühle sich allein schon dadurch sehr viel besser, dass sie etwas tun könne, was sie in Bewegung bringe. Sie habe auch manchmal das Gefühl, anders zu gehen und zu stehen, ohne dass sie ständig darüber nachdenken müsse.

Im Verlauf der nächsten Monate wurden Übungen in ihren Anforderungen vorsichtig gesteigert und Frau S. machte nach dem Üben ihrer Yogapraxis zum ersten Mal seit Jahren für kurze Zeit die Erfahrung, dass der Schmerz deutlich nachließ. Der psychische Auftrieb, den diese Tatsache Frau S. gab, war unübersehbar. Sie wagte es, für zwei bis drei Stunden zu einer Bekannten oder in die Stadt zu gehen. Das kleine Kissen blieb ein ständiger Begleiter, aber gelegentlich begann Frau S. darüber zu sprechen, dass es vielleicht nur einen »Alibicharakter« habe.

Es dauerte insgesamt knapp zwei Jahre, bis Frau S. schmerzfrei durch den Alltag gehen und Belastungen körperlicher wie seelischer

Körperarbeit – Āsana

Art stabil bewältigen konnte. Was sie am meisten daran beeindruckte, war das Gefühl, sie könne sich wieder mehr auf ihren Körper verlassen.

Der Tag, an dem sie vergaß, ihr Kissen zur Yogastunde mitzubringen, markiert ihre neu gewonnene Freiheit vielleicht am besten. Auch zehn Jahren später übt Frau S. noch immer mit großer Souveränität und Kompetenz regelmäßig ihre Yogapraxis *(Kurs c – Frau S., Abb. S. 55)*. Diese hilft ihr nicht nur, das Erreichte zu erhalten und darüber hinaus sogar ihre Möglichkeiten und Grenzen immer noch zu erweitern, sondern es gelingt ihr dadurch auch, diese Möglichkeiten und Grenzen im Alltag immer wieder aufs Neue richtig einzuschätzen.

Kurs a – Frau S.

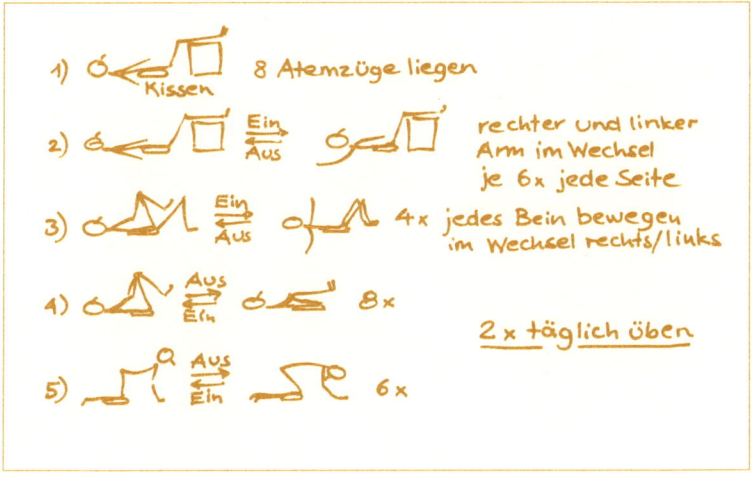

Kurs b – Frau S.

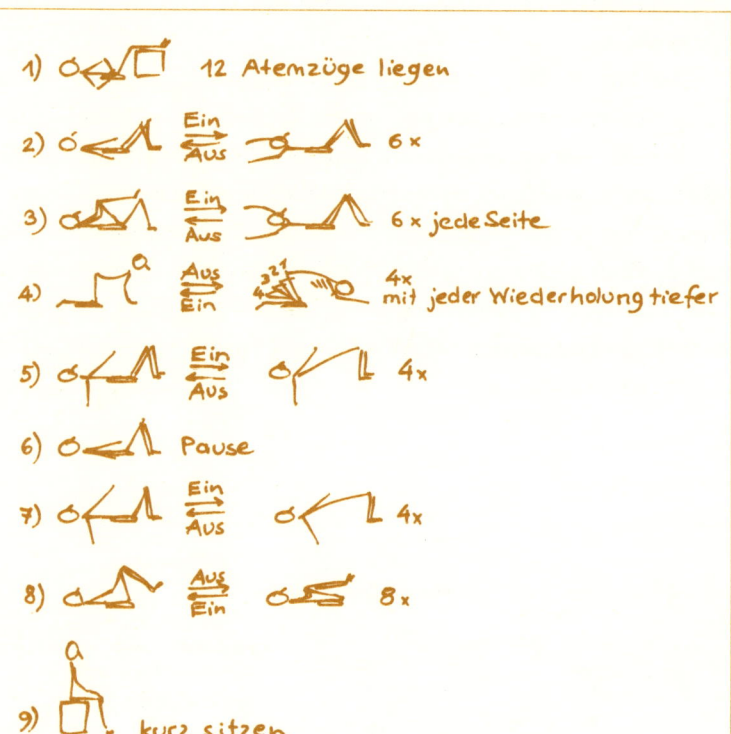

Körperarbeit – Āsana

55

Kurs c – Frau S.

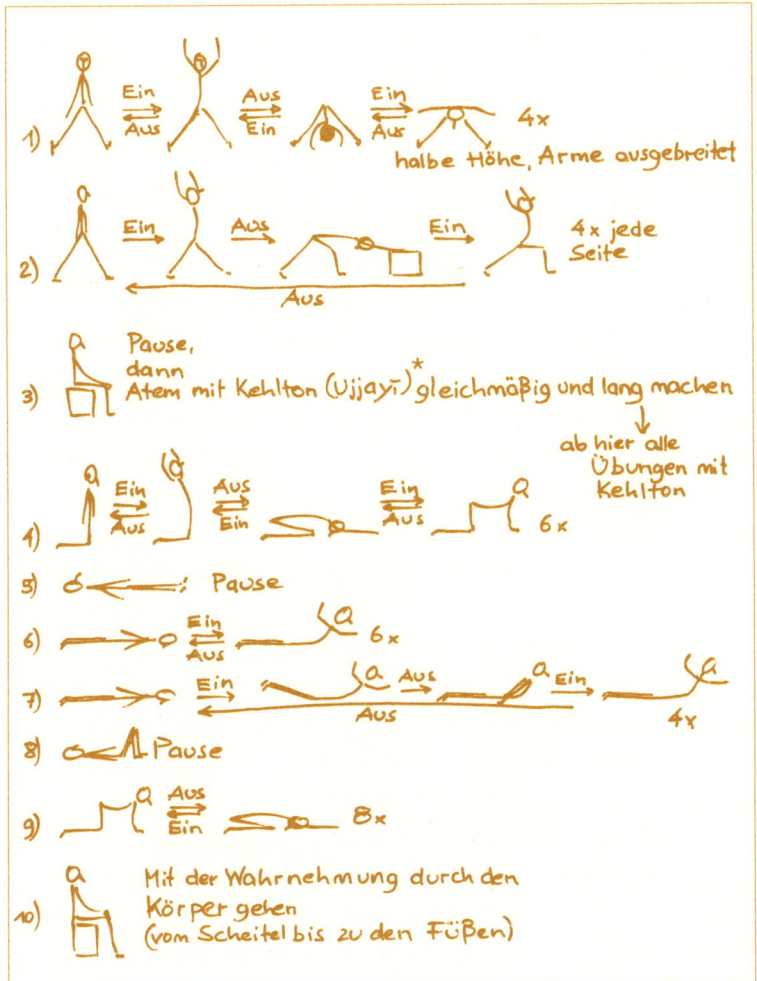

*Ujjāyī ist eine einfach zu erlernende Atemtechnik, mit deren Hilfe der Atem gleichmäßig, fein und langsam geführt werden kann. Mehr dazu in Kapitel 5.

Herr L., 56 Jahre

Dieses Beispiel zeigt Ihnen, wie das Wissen um die Möglichkeit von vielen Āsana-Varianten es uns erlaubt, den Charakter einer bestimmten Praxis beizubehalten, auch wenn einige bewährte Übungen aus verschiedenen Gründen nicht geübt werden können. Es gibt immer eine Alternative.

Herr L. litt unter Schlafstörungen. Erstmals waren sie im Zusammenhang mit einer Lungenentzündung aufgetreten, an der er vor einem Jahr erkrankt war. Der Infekt klang ab, die Schlafstörungen blieben. Regelmäßig wachte Herr L. gegen drei Uhr morgens auf und wälzte sich dann noch für drei Stunden unruhig im Bett.

Nach zwei Monaten fast täglichen Übens konnte Herr L. mit dieser Praxis *(Kurs a – Herr L., Abb. S. 57)* sehr zuverlässig durchschlafen. Seit er aber berufsbedingt viel reisen und mindestens zwei Mal in der Woche in Hotelzimmern übernachten musste, praktizierte er seine Übungen weniger kontinuierlich. Er mochte dort nicht am Boden üben. Leider wurde dadurch auch sein Schlaf wieder schlechter.

Die gemeinsam mit Herrn L. neu entwickelte Praxis ließ sich nun auch im Hotelzimmer problemlos üben. Entsprechend den anderen Gegebenheiten sahen die Āsanas nun anders aus, ihrer Wirkung hatte das aber keinen Abbruch getan: Herr L. konnte nun wieder gut schlafen. *(Kurs b – Herr L., Abb. S. 58)*

Auch Jahre danach praktiziert Herr L. weiterhin Yoga, wenn auch lange nicht mehr so regelmäßig wie früher. Sein Schlaf zeigt sich schon lange auch ohne kontinuierliches Üben meist stabil. Wenn er jetzt Yoga übt, steht etwas ganz im Mittelpunkt, das Herr L. schon zu Beginn seiner Therapie schätzen gelernt hat: Die Erfahrung, ganz bei sich zu sein, das Erleben einer Zeit innerer Ruhe, die Abstand schafft zur Hektik seines Alltags. Nur in sehr unruhigen Zeiten kehrt bisweilen seine Schlafstörung zurück. Dann praktiziert er wieder vorübergehend intensiv und mit Erfolg den alten, dafür konzipierten Kurs.

Körperarbeit – Āsana

Kurs a – Herr L.

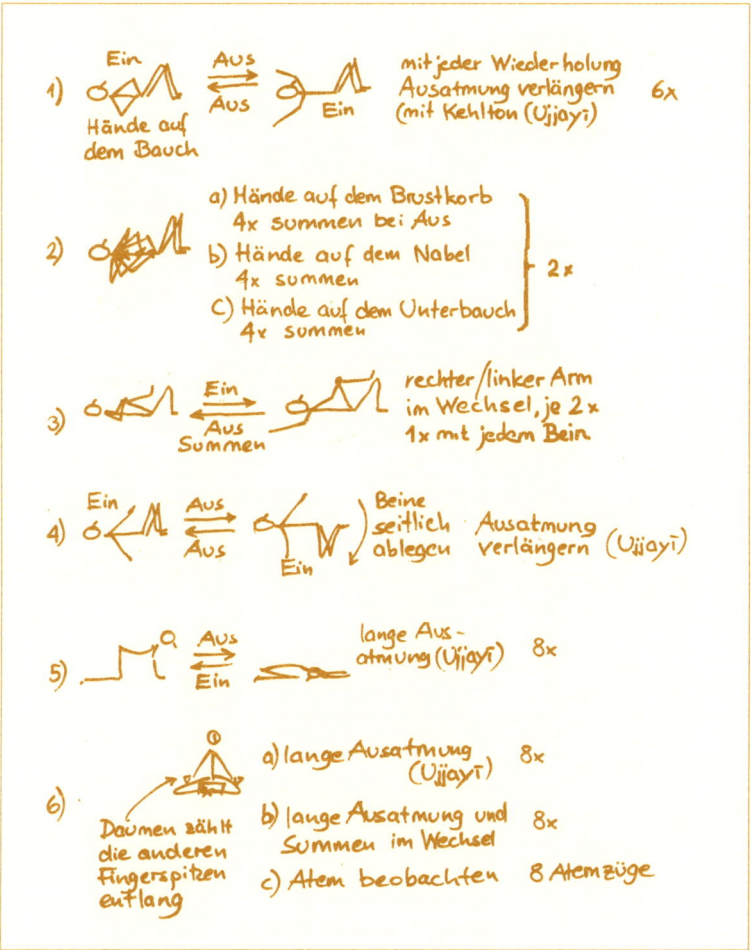

Kurs b – Herr L.

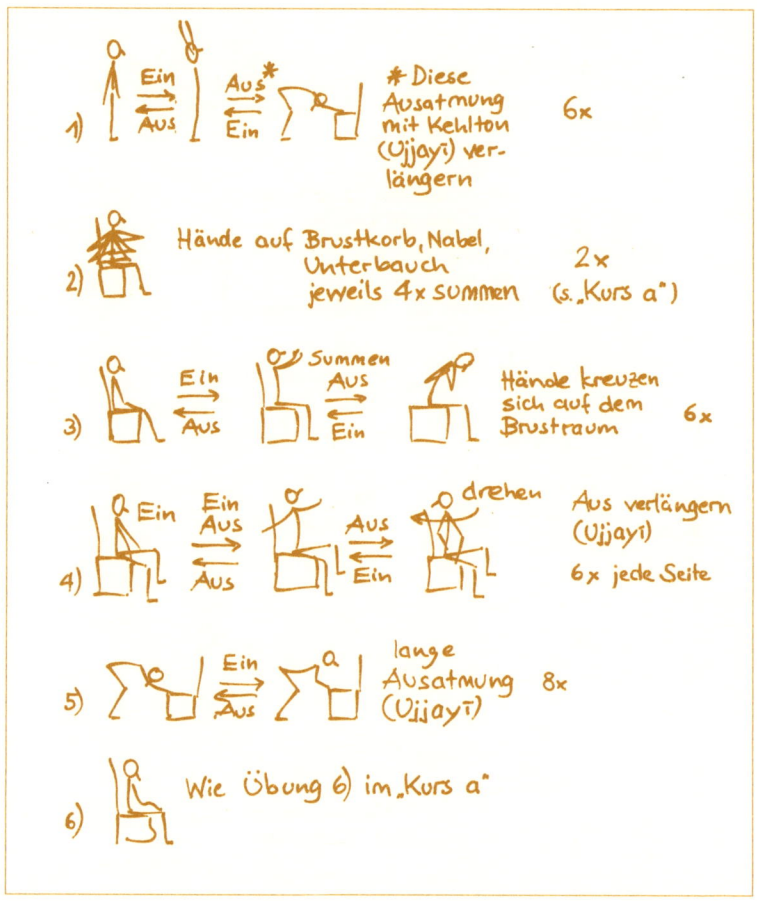

Das gleiche Konzept wie in Kurs a, aber verwirklicht mit Āsanas, die sich auch in einem engen Hotelzimmer ohne große Bodenberührung praktizieren lassen. Auch ein solches Anpassen der Yogapraxis an neue Gegebenheiten ist gemeint, wenn in der indischen Tradition von »Viniyoga« die Rede ist.

Körperarbeit – Āsana

Zum Abschluss dieses Kapitels soll ein Blick auf einige Varianten von Āsanas einen kleinen Eindruck von der Vielfalt an Möglichkeiten geben, mit denen Āsanas verändert und angepasst werden können. Die Erfahrung zeigt, dass es wirklich keine Einschränkung gibt, die eine Āsana-Praxis völlig unmöglich machen würde.

Als Beispiel einige Varianten von »Vīrabhadrāsana«:

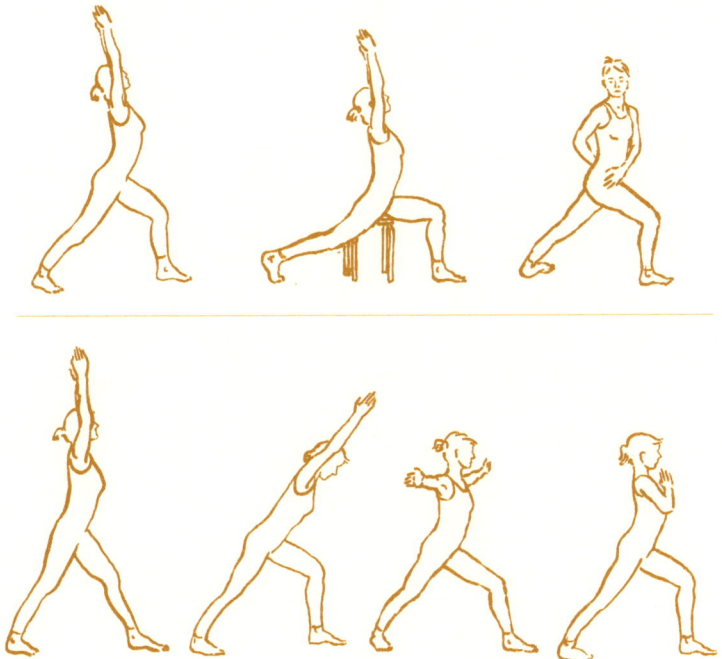

Als Beispiel einige der vielen Wege, die zum Vīrabhadrāsana führen können. Jeder stellt seine ganz eigenen Anforderungen:

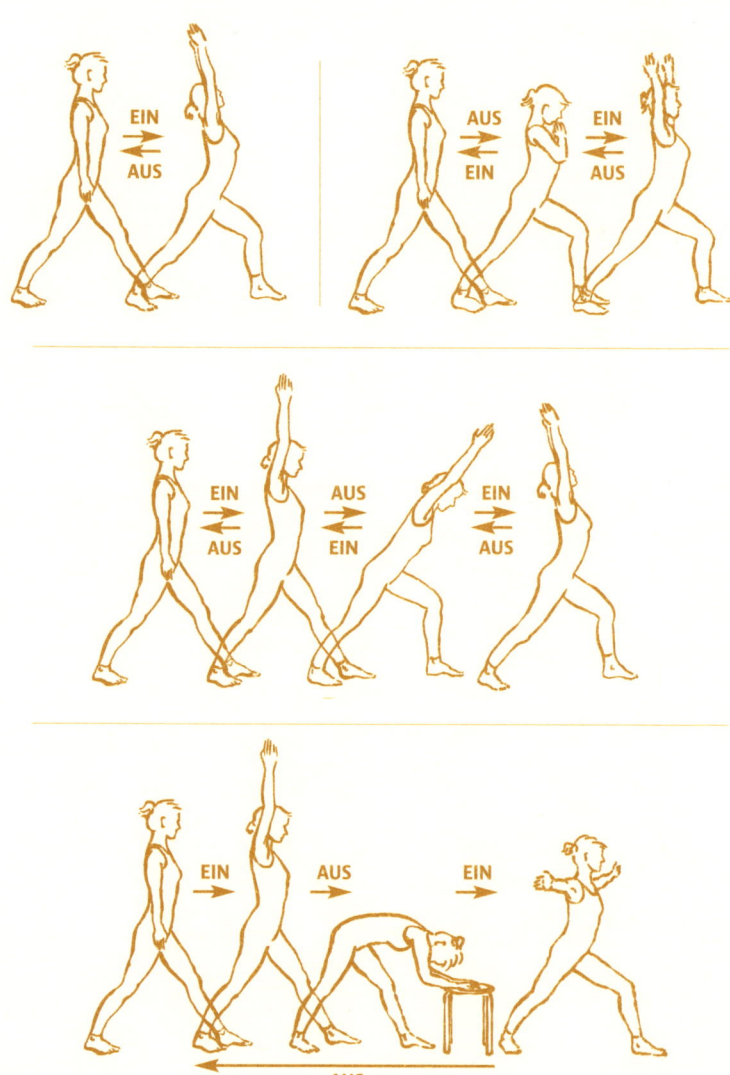

Körperarbeit – Āsana

Als Beispiel einige häufig benutzte »Vinyāsas« – dynamisch geübte Abfolgen von Āsanas, die in einer Vielzahl von Varianten zu Verfügung stehen:

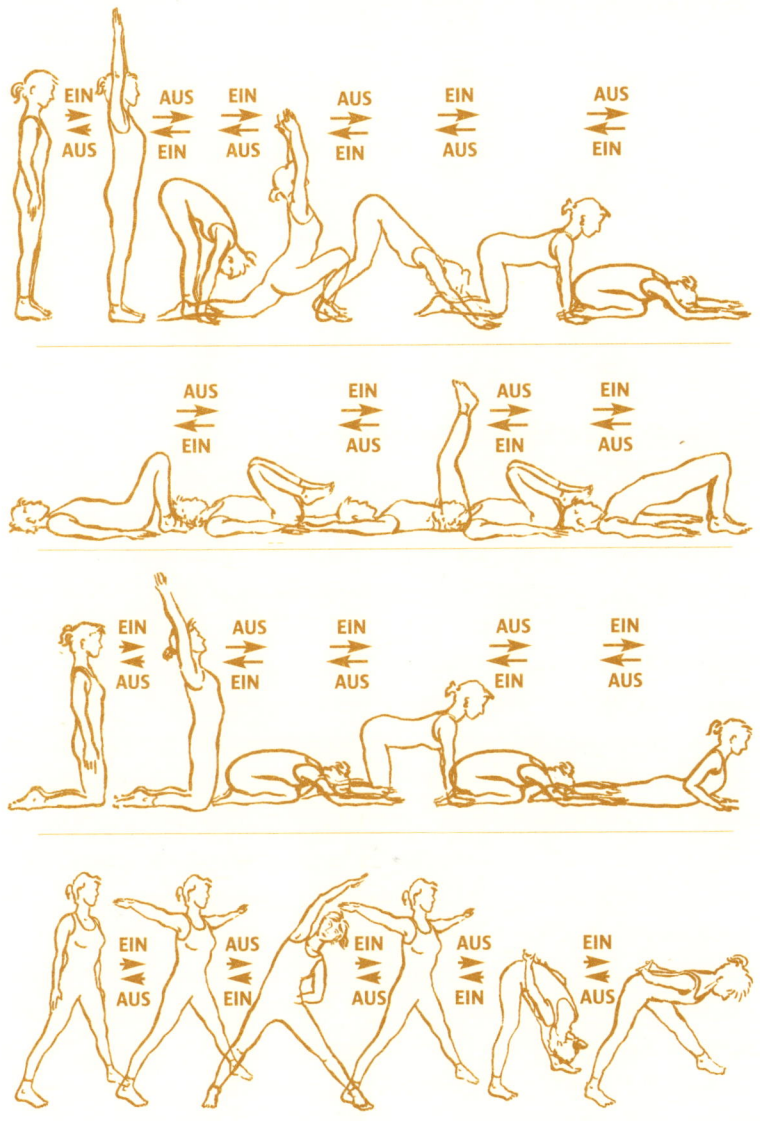

Kapitel 5

Atemarbeit – Prāṇāyāma

Die lange Tradition des Prāṇāyāma

Die Körperübungen des Yoga, die Āsanas, haben Sie nun kennengelernt und auch einiges darüber erfahren, worauf wir bei ihrer Anwendung Wert legen. Nun stellen wir Ihnen einen weiteren Schatz aus der langen Geschichte des Yoga vor, den wir in unserer Arbeit intensiv nutzen: die Erfahrungen mit dem Gebrauch besonderer Atemtechniken. Die entsprechenden Übungen werden im Yoga unter dem Namen Prāṇāyāma zusammengefasst.

Die ersten Berichte aus Indien über eine gezielte Arbeit mit dem Atem sind älter als der Yoga. Ursprünglich waren die Atemübungen in schamanistischen und religiösen Zusammenhängen entstanden; mit der Entwicklung eines säkularen Yoga vor etwa zweitausend Jahren wurden sie aus diesem Zusammenhang gelöst, systematisiert und in einen vielschichtigen Übungsweg integriert. Im Laufe der Jahrhunderte immer wieder weiterentwickelt, ergänzt, neu gedeutet und erklärt, behielt die Prāṇāyāma-Praxis dabei stets ihre Wichtigkeit als wesentlicher Teil des für Yoga charakteristischen Übungsangebots.

Fast immer ging es dabei darum, mithilfe der verschiedenen Atemtechniken den Geist in einen Zustand von Ruhe und Konzentration zu versetzen. Gleichzeitig entdeckte man mehr und mehr, dass die Atemübungen in der Lage waren, gestörte Körperfunktionen zu harmonisieren, also therapeutisch zu wirken. Prāṇāyāma kann einen Menschen »von Blockaden reinigen«, hieß es nun in den entsprechenden Anleitungen zur Praxis. Erreicht wurden solche Wirkungen durch eine bewusst vorgenommene Veränderung von Atemfluss und Atemrhythmus. Den Atemfluss wollte man »gleichermaßen lang und fein« werden lassen, ihn also auf eine bestimmte Qualität hin modulieren.[1]

Was den Atemrhythmus angeht, so wurden die Länge der Ausatmung, die der Einatmung und bisweilen auch die Längen der Pausen nach der Aus- und Einatmung in bestimmte Verhältnisse zueinander gesetzt. So ließ sich für die Dauer der entsprechenden Atemübung die Ausatmung oder Einatmung unterschiedlich betonen.

Die Techniken des Prāṇāyāma

Wenn wir heute Prāṇāyāma üben, nutzen wir diese alten Techniken, wenn auch mit einem viel größeren Variantenreichtum als es in ihrer Entstehungszeit wohl üblich war. Dabei geht es zuerst darum, den Atem gleichförmiger und ruhiger als normalerweise fließen zu lassen. Sie können sich das ein bisschen wie ein sehr gleichmäßiges und wiederholtes »Tief-Durchatmen« vorstellen oder als das Gegenteil eines flachen, groben, hektischen oder gar stockenden Atems, wie wir ihn oft in unserem Alltag erleben.[2] Allerdings haben sich nicht alle im Yoga entwickelten Atemübungen in der therapeutischen Arbeit bewährt. Als zuverlässig, wirksam und praktikabel erweisen sich jedoch immer wieder die im Folgenden kurz vorgestellten Techniken; mit ihren alten Sanskritnamen heißen sie Ujjāyī, Shītalī, Nāḍī shodhana und Bramharī. Sie unterscheiden sich ihrem Wesen nach dadurch, wo und wie der Atem beim Üben moduliert wird: in der Kehle, mit der Zunge, mithilfe der Finger an der Nase oder durch Summen.

Ujjāyī oder auch »Kehlton-Atmung«

Bei der Ujjāyī-Technik wird mithilfe der Stimmbänder die Länge und Feinheit des Atemflusses moduliert. Die Stimmbänder formen dabei – wie beim Flüstern – einen Spalt, durch den der Atem langsamer strömt als gewöhnlich; ein Hauchton entsteht.

Diese Technik kann sowohl bei der Ein- als auch bei der Ausatmung eingesetzt werden. Sie kann jede Âsanapraxis begleiten und sie so intensivieren. Die Ujjāyī-Technik ist die mit Abstand am häufigsten benutzte Atemtechnik in der therapeutischen Yogaarbeit.

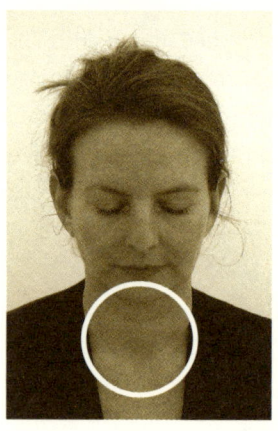

Bei der Ujjāyī-Technik wird mithilfe der Stimmbänder in Flüsterstellung die Länge und Feinheit des Atemflusses moduliert.

Bramharī oder »Bienensummen«

Bramharī, »die Biene«, wird im Yoga die Technik des leisen Summens mit geschlossenem Mund genannt. Dieses unangestrengte Verlängern und Verfeinern des Atems hilft dabei, gut und entspannt auszuatmen. Wir verwenden das Summen häufig auch als einen ersten Schritt hin zu einer Regulierung des Atems mit Ujjāyī, das technisch etwas anspruchsvoller ist.

Shītalī

Bei dieser Technik wird das Einatmen über die Zunge reguliert. Wörtlich heißt Shītalī »kühl«. Hierfür wird die Zunge zu einem

Röllchen geformt und zwischen die gespitzten Lippen geschoben. Die Öffnung lässt sich enger oder weiter gestalten – dementsprechend ist die Einatmung dann länger oder kürzer. Streicht die Atemluft auf diese Weise über die feuchte Zunge, fühlt sich dies tatsächlich sehr kühl an.

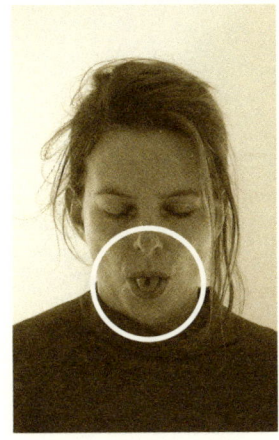

Bei Shītalī wird das Einatmen über die Zunge reguliert.

Ujjāyī, Bramharī und Shītalī können auch beim Praktizieren der Āsanas benutzt werden.

Nādī shodhana oder »Wechselatmung«

Technisch am anspruchsvollsten ist Nādī shodhana. Diese Atemtechnik wird auch »Wechselatmung« genannt, weil dabei der Luftstrom abwechselnd durch die beiden Nasenöffnungen geführt wird. Beim Einatmen wird der Atem an der linken Nasenöffnung reguliert, während die rechte komplett verschlossen ist. Die Regulation des Atemstroms beim Ausatmen geschieht dann entsprechend an der rechten Nasenöffnung, jetzt wird die linke zugehalten. Danach erfolgt wieder auf die gleiche Weise die Einatmung, nun über die rechte Seite, und das Ausatmen über die linke Seite. Anders als etwa Ujjāyī ist Nādī shodhana nur in sitzenden Haltungen sinnvoll anwendbar.

Es ist eine offene Frage, ob dieses Wechseln des Atemstroms zwischen der rechten und linken Nasenöffnung besondere Wirkungen hervorbringt. Immer wieder spekulierte man über eine gesonderte Stimulation der rechten und linken Gehirnhälfte durch diese Atemtechnik. Seriöse Nachweise für diese Idee gibt es allerdings nicht.

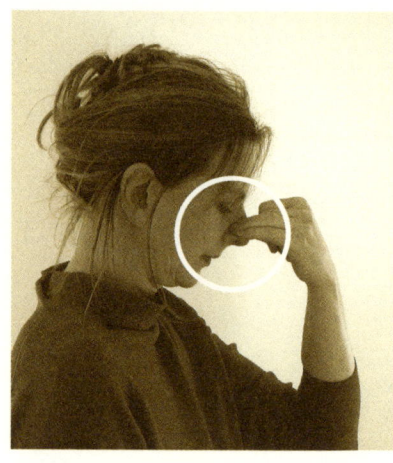

Nādī shodhana wird auch »Wechselatmung« genannt, weil dabei der Luftstrom abwechselnd durch die beiden Nasenöffnungen geführt wird.

Ebensowenig halten auch jene Vorstellungen unserem heutigen Wissen vom Menschen stand, die vor über tausend Jahren der Wechselatmung ihren Namen gaben. Nādī shodhana bedeutet wörtlich das »Reinigen« (shodhana) von »Röhren« (nādī). Man glaubte damals, dass der Körper mit feinen Kanälen durchzogen sei, in denen ein besonderer Lebenssaft oder eine besondere Lebensenergie fließen. Krankheiten und negative Emotionen wurden daher als eine Blockade dieser Kanäle mit »Schlacke« gesehen. Auf das damalige Menschenbild im alten Indien werden wir später noch ausführlicher zu sprechen kommen.

Unbestritten ist jedoch die Tatsache, dass mit keiner anderen Technik der Atem im gleichen Maß verlängert und verfeinert werden kann wie mit einem perfekt beherrschten Nādī shodhana. Außerdem verlangt sein Üben eine hohe Aufmerksamkeit und Konzentration und lässt somit wenig Raum, um abzuschweifen oder in eine mechanische Routine zu verfallen. Im therapeutischen Kontext spielen diese Vorzüge allerdings eine nur untergeordnete Rolle.

Die Kombinationen aller Techniken sind möglich und sinnvoll – allerdings wird der Atemfluss mit jeweils nur einer Technik moduliert, etwa mit Shītalī bei der Einatmung und mit Ujjāyī bei der Ausatmung; oder mit Ujjāyī bei der Einatmung und der Regulation an einer Nasenseite wie bei Nādī shodhana in der Ausatmung.

Die Bedeutung des langen Ausatmens

In der Yogatherapie hat die Entscheidung, auf welche Weise der *Rhythmus* des Atems verändert wird, weitaus mehr Bedeutung als die Atemtechnik: Ist es die Ausatmung oder die Einatmung, die durch das Verlängern mehr betont wird? Nehmen wir einmal an, es ist Abend, Sie haben den Tag abgeschlossen, sich mit einer Tasse Tee oder einem Glas Wein in den Sessel gesetzt und dieses Buch zur Hand genommen. Wenn Sie nun die Länge Ihres Einatmens mit der des Ausatmens vergleichen würden, dann wäre Letzteres mit großer Wahrscheinlichkeit etwas länger als das Einatmen. Das ist immer so, wenn man entspannt oder im »Modus der Ruheatmung« ist, wie es korrekt heißt. Morgens früh im Auto auf der Fahrt zur Arbeit an einer Ampel, die viel zu lange Rot zeigt, könnten Sie den Vergleich wiederholen; wahrscheinlich wird sich jetzt das Verhältnis Ihrer Atemphasen zugunsten der Einatmung verschoben haben. Das erstaunt nicht, weil sich unser innerer Spannungszustand unmittelbar in der Atembewegung niederschlägt. Mehr Spannung bedeutet schnelleres Atmen und eine größere Betonung der Einatmung.

Der Yoga hat von jeher diese enge Kopplung von Atem und innerer Befindlichkeit erkannt und zu nutzen gewusst. Mithilfe der verschiedenen hier beschriebenen Atemtechniken gelang es ihm, das Verhältnis von Ein- und Ausatmung entsprechend gezielt zu gestalten. Dabei bediente man sich fester Größen: Entweder wurden Ein-

und Ausatmung auf die gleiche Länge gebracht, was im Vergleich zum natürlichen Atemrhythmus eine Betonung der Einatmung bedeutet, oder man entschied sich dafür, die Ausatmung doppelt so lang wie die Einatmung werden zu lassen, wodurch sich eine starke Betonung der Ausatmung ergibt. Einfacher gesagt, lassen sich diese beiden Möglichkeiten beschreiben als die Spannung senkend (Ausatmung ist doppelt so lang wie die Einatmung) oder die Spannung fördernd (Einatmung ist genauso lang wie die Ausatmung). Letzteres schlagen wir im Rahmen einer Yogatherapie nur in sehr seltenen Ausnahmen vor. Aufgrund ihrer beruhigenden, den Stress und die Spannung reduzierenden Wirkung stehen in der therapeutischen Arbeit eindeutig Atemübungen im Mittelpunkt, in denen die Ausatmung betont wird. Vermittelt werden solche Effekte über die Steuerungsprozesse des autonomen Nervensystems im Wechselspiel von Sympathikus und Parasympathikus.

Herr F.

Das folgende Beispiel, in dem es um die Senkung eines zu hohen Blutdrucks geht, macht die Bedeutung des langen Ausatmens noch einmal deutlich.

Herr F. war 46 Jahre alt und seit zwei Jahren Abteilungsleiter bei einer großen Versicherung. Ein Jahr, bevor wir ihn kennenlernten, hatte er seine Hausärztin aufgesucht, weil er sehr häufig an Kopfschmerzen und an innerer Unruhe litt. Es wurde ein dauerhaft erhöhter Blutdruck festgestellt. Herr F. bekam blutdrucksenkende Medikamente, mit denen er sich aber recht müde und so den Anforderungen seines Berufs häufig nicht mehr gewachsen fühlte. In dieser Situation suchte er zusätzliche Hilfe im Yoga.

Über sechs Termine hinweg wurde eine Praxis für ihn entwickelt, deren wesentliche Komponente eine intensive Atemregulation war. Die Körperübungen dienten nur als Mittel, um ihn an einen langen und fließenden Atem heranzuführen. Sie waren sehr einfach und forderten ihn auf der körperlichen Ebene nur wenig. Herr F.

Atemarbeit – Prāṇāyāma

gewöhnte sich an, seinen Blutdruck jeweils vor und nach seiner zwanzigminütigen Praxis zu messen. Jedes Mal war er beeindruckt davon, wie deutlich die Übungen seinen Blutdruck unmittelbar senken konnten. Nach etwa drei Monaten reduzierte seine Ärztin nach mehreren Blutdruckkontrollen die Dosis seines Medikaments auf die Hälfte *(Kurs – Herr F., Abb. unten)*.

Kurs – Herr F.

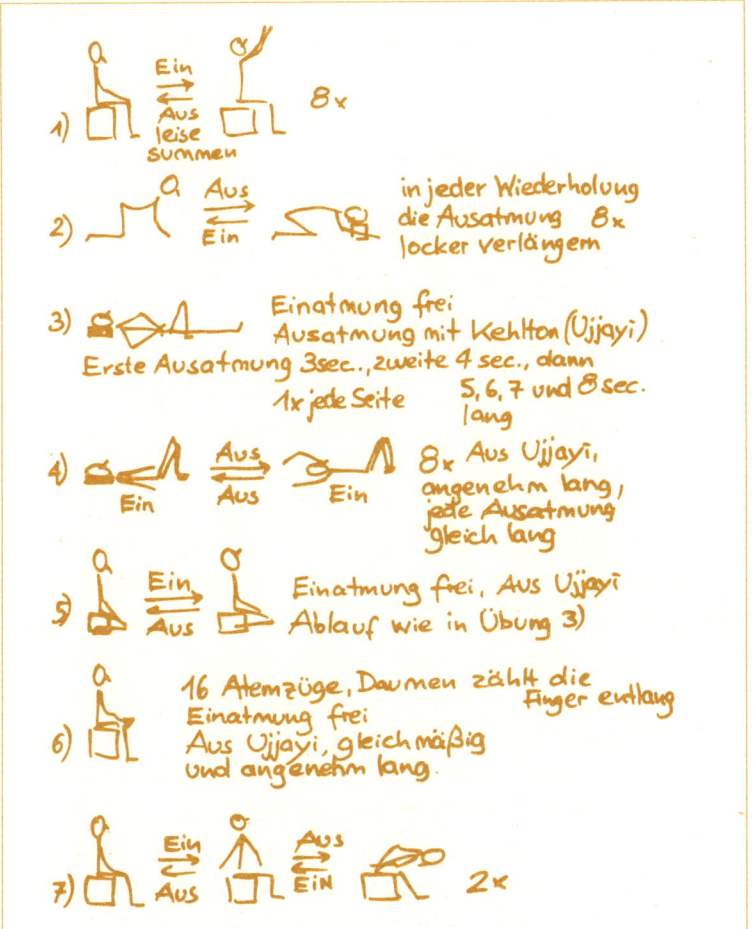

Prāṇāyāma zur Beruhigung des Geistes

Wir sagten es schon: Immer galten im Yoga Atemübungen als wirksames Mittel, um den Geist zu beruhigen. Prāṇāyāma, so heißt es in einem der ältesten Texte über Yoga, »erlaubt Ausrichtung und zieht den Schleier vom Geist«.[3] Was demnach den Geist »verschleiert«, sind Stimmungen wie Ängste, Überheblichkeit, Gier, Neid oder Wut. Ohne einen solchen »Schleier« stellt sich mehr Klarheit, Einsicht und Gelassenheit ein. In dieser Hinsicht wurden die Wirkungen von Prāṇāyāma als vergleichbar angesehen mit denen von Meditation.

Dabei zeichnet sich Prāṇāyāma durch zwei große Vorteile gegenüber der Meditation aus. Atemübungen sind einfacher zu erlernen als meditative Techniken. Und sie funktionieren auch dann noch verlässlich, wenn eine große innere Unruhe Meditation zu einem aussichtslosen Unterfangen mit hohem Frustrationspotenzial macht.

Wenn Menschen vor allem das Bedürfnis haben, ruhiger zu werden und zu entspannen, denken wir also zuerst an Prāṇāyāma.

Frau H.

Die Geschichte von Frau H., selbstständige Buchhalterin und Mutter dreier Kinder im Teenageralter, soll dafür ein Beispiel sein.

Frau H. fühlt sich oft so, als stehe sie neben sich, weshalb sie durch Yoga »wieder mehr zu sich kommen« will. Ihren Beruf als Buchhalterin übt sie zu Hause aus, etwa vier Stunden täglich.

Die Arbeit erschöpft sie. Beim Haushalt und dem Familienmanagement überfordern sie die Aufmerksamkeit und das emotionale Ausgleichen von Konflikten, die ihre halbwüchsigen Kinder ihr abverlangen. Sie berichtet, dass ihr häufig gegen Ende des Tages, wenn alle Kinder zu Hause sind, der Geduldsfaden reiße und der Familienfrieden in Gefahr gerate. Sie empfindet sich als »zu schnell entnervt«, wenn es Widerspruch aufseiten der Kinder gibt. Dass ihr Mann sie in den unausweichlichen, mit der Pubertät ihrer Kinder einhergehenden Konflikten nicht genug unterstützt, ist ein zusätzliches Ärgernis für sie.

Atemarbeit – Prāṇāyāma

Sie beginnt ihren Tag mit einer fünfzehnminütigen Yogapraxis am Morgen, bevor sie sich an ihre Arbeit setzt. Die Praxis besteht aus einfachen Bewegungen und das Hauptaugenmerk liegt auf der Ausatmung *(Kurs a – Frau H., Abb. unten)*. Nach zehn Tagen regelmäßigen Übens wird ihr Programm weiterentwickelt und eine noch größere Betonung auf ein bewegungssynchrones Atmen und die Verlängerung des Ausatmens gelegt. Als wesentliches neues Element lernt Frau H. mithilfe einer Prāṇāyāma-Technik die Atemregulierung kennen *(Kurs b – Frau H., Abb. S. 72)*. Ihre Erfahrungen nach weiteren zwei Wochen sind ermutigend. Sie fahre nicht mehr ganz so schnell aus der Haut, sagt sie. Zudem stelle sie fest, dass sie sich

Kurs a – Frau H.

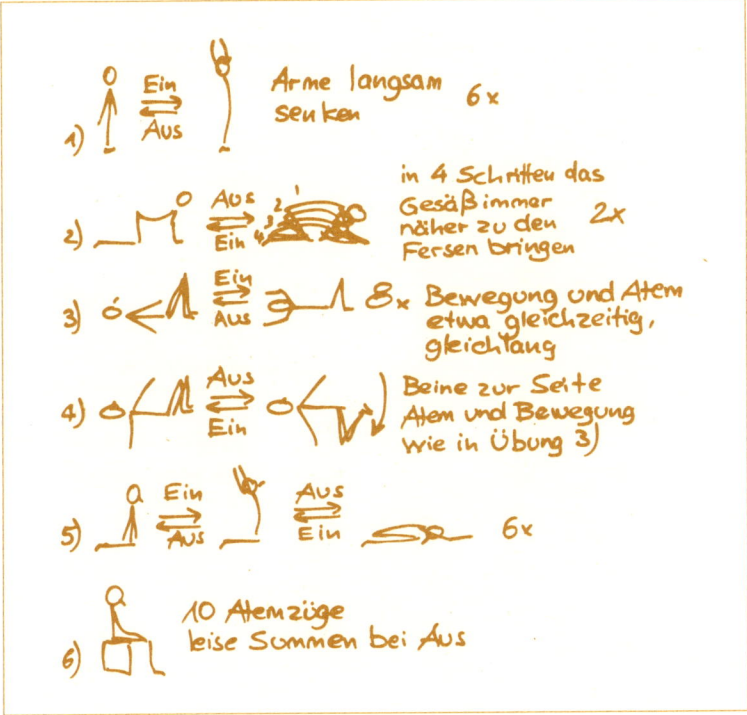

bei ihrer Arbeit besser konzentrieren könne; sie empfinde ihre Tätigkeit als effizienter.

Bei der Fortführung ihres Kurses wird weiterhin Wert gelegt auf einen feinen und langen Atem mit deutlicher Betonung der Ausatmung sowohl in den Körperübungen als auch im Sitzen. Als sie die letzte der sechs vereinbarten Unterrichtsstunden nimmt, fühlt sie sich gegen schlechte Teenager-Launen und provozierendes Pubertätsverhalten besser gewappnet. Mit dem Ergebnis ihres Yoga-Übens ist sie zufrieden. Ihr wird empfohlen, in einigen Monaten zur Kontrolle und zum Weiterentwickeln ihrer Praxis wiederzukommen.

Kurs b – Frau H.

1) [Ein/Aus] 6× In allen Übungen des Kurses: Atem und Bewegung etwa gleichzeitig, gleichlang

2) a [Ein/Aus] b [Aus/Ein] 6×   * Ausatmung verlängern

3) [Ein/Aus] 8×   Aus mit Kehlton (Ujjayi)

4) [Aus/Ein]   2× rechts/links dynamisch, dann auf jeder Seite bleiben: 4 Atemzüge jedesmal langsamer Ausatmen

5) a [Ein/Aus] b [Aus/Ein] 6×

6) Kehlton (Ujjayi) bei Aus 10×

Prānāyāma bei Atemwegserkrankungen

Natürlich lässt sich auch die Atemmechanik und die Luftzirkulation in der Lunge durch die Arbeit an einer Verfeinerung und Verlängerung des Ausatmens verbessern. In der medizinischen Atemtherapie für AsthmatikerInnen und Menschen mit anderen chronischen Lungenerkrankungen hat sich dieses Wissen in der Anwendung der so genannten »Lippenbremse«, niedergeschlagen. Hier wird gegen die leicht aufeinanderliegenden Lippen und somit gegen Widerstand ausgeatmet. Diese Technik verbessert die Belüftung der kleinen Lungenbläschen, der Alveolen. In der Yogatherapie verwenden wir mit dem gleichen Effekt die oben beschriebenen Atemtechniken. Im Ujjāyī und beim Summen sind es die Stimmbänder, beim Nadī Shodhana die mit den Fingern leicht eingedrückten Nasenflügel, welche den Ausatemstrom bremsen und so für den nötigen Atemwiderstand sorgen.

Patienten mit Atemproblemen haben es aber nicht nur schwer, gut auszuatmen – ihre Krankheit spielt sich noch auf anderen Ebenen ab: Sie haben mit Angst und Erschöpfung zu tun, fühlen sich oft hilflos ihrer Atemnot ausgeliefert und müssen es ertragen, mit ihrer sehr einschränkenden chronischen Krankheit zu leben.

Frau W.

In dem folgenden Beispiel geht es um Frau W., 45 Jahre, die seit ihrem fünfzehnten Lebensjahr an Asthma leidet. Sie nimmt kontinuierlich verschiedene Medikamente ein und hat darüber hinaus für Notfälle weitere Arzneimittel parat. Neben der schulmedizinischen Behandlung hat sie auch Erfahrungen mit Homöopathie und Akupunktur gemacht. Das alles half ein wenig, der große Durchbruch blieb jedoch aus. Auf der Suche nach den Hintergründen ihrer schweren Erkrankung hat sie zudem eine Psychoanalyse sowie eine Gestalttherapie hinter sich; an ihrem Krankheitsbild hat aber auch das nichts ändern können. Von Beruf Lehrerin wurde Frau W. wegen der Schwere ihrer Erkrankung vorzeitig pensioniert.

Frau W. weiß, wie sie zu atmen hat, sie benutzt die »Lippenbremse« mehrmals am Tag, wenn die Luft knapp wird. Die Treppe zu ihrer Wohnung im ersten Stock schafft sie »gerade so, ohne innezuhalten«. Feuchtigkeit und Kälte sind ihre größten Feinde, auch die Abgase in der Innenstadt verursachen schnell Atemnot. Schlafen kann sie nur mit erhöhtem Oberkörper. Ansonsten ist sie körperlich nicht eingeschränkt, aber ihre Stimmung ist nicht gut und sie wirkt sehr niedergeschlagen. Den Weg zum Yoga hat sie nur gefunden, weil eine Freundin sie dazu gedrängt hat – sie selbst hatte eigentlich keine Lust mehr, sich weiter des Asthmas anzunehmen.

Im ersten Kurs wurde das sensible Thema Einatmen bewusst nicht thematisiert. Trotzdem kam Frau W. bei der zweiten Wiederholung einer sehr einfachen Yogaübung außer Atem; das Ausatmen »auf Befehl« bereitete ihr Stress und das Summen löste einen Hustenreiz aus. Die Übung wurde daraufhin abgebrochen. Es ging besser, als sie auf einem Hocker sitzend die Arme hob und nur beim Senken die Verbindung mit dem Ausatmen herstellen musste. Nach fünf Wiederholungen machte sie eine Pause. Als die Yogalehrerin sie anwies, als nächstes mit der gleichen Bewegung einen Summton zu versuchen, ging das drei Mal gut. Nun wurde wieder pausiert und danach die gleiche Übung noch einmal wiederholt. Eine leichte Drehung auf dem Hocker gelang ihr ebenfalls problemlos; das Muster mit den Pausen wurde fortgeführt. In einem zweiten Versuch gelang es Frau W. nun, die anfänglich unmögliche Übung zu bewerkstelligen. (s. Kapitel 9, Abb. S. 128/129)

Die gesamte Praxis dauerte zehn Minuten. Frau W. übte sie zwei Mal am Tag, ein Mal vor dem Frühstück und ein Mal am Nachmittag. Die Strategie der passenden kleinen Schritte in Richtung Verlängerung des Ausatmens wurde immer in Verbindung mit einer genauen Beobachtung der Klientin und in enger Kommunikation mit ihr entwickelt. Über viele Wochen hinweg konnte die Praxis in diesem Sinne weiterhin langsam intensiviert werden.

Inzwischen sind fast zwei Jahre ins Land gegangen. Frau W. hat gelernt, den Atem mit den Bewegungen der Āsanas zu verbinden. In dem Maße, wie ihr Programm sie physisch mehr fordern konnte, ist sie auch körperlich belastbarer geworden. Die Treppe zur Wohnung hinauf ist kein Problem mehr für sie.

Außerdem hat Frau W. auch eine besondere Art der Atemregulierung über die Nase kennengelernt, die sie mit Erfolg anwendet, wenn sie einen Anfall befürchtet.

Insgesamt hat sich auch die Stimmung von Frau W. deutlich verbessert. Da sie findet, sie sei »eigentlich zu jung für die Rente«, hat sie sich entschlossen, privaten Nachhilfeunterricht zu geben. Sie genießt den Kontakt mit ihren Schülerinnen und Schülern.

Atem und Āsana

Sicher ist Ihnen beim Blick auf unsere Beispiele aufgefallen, dass die Übenden fast ausnahmslos angehalten werden, während der ganzen Praxis Körperbewegung und Atem eng miteinander zu verbinden. Dabei fördern Vorbeugen, Seitbeugen und Drehungen die Ausatmung und Rückbeugen die Einatmung. Atem und Körperbewegung unterstützen so einander gegenseitig, wodurch es auch möglich wird, den Atem der Übenden über eine langsam geführte Bewegung zu verlängern und zu verfeinern, ohne dass dieser isoliert in den Mittelpunkt gestellt wird. Das ist vor allem für den Einstieg in die Atemarbeit von großem Vorteil. Verspannungen, die beim Üben der Atmung gerade zu Beginn manchmal entstehen können, lassen sich so einfach vermeiden.

Die Körperhaltung beim Prāṇāyāma

Wenn der Atem ganz allein im Mittelpunkt stehen soll, muss er durch die Körperhaltung unterstützt werden. Es bedarf einer Position, die einen freien Atemfluss zulässt und in der keine Spannung und schon gar kein Schmerz die Ausrichtung auf den Atem ablenken. Haltungen wie etwa der Lotussitz, die eine besonders große Beweglichkeit verlangen, sind deshalb in aller Regel für Atemübungen ungeeignet.

Für das intensive Üben von Prāṇāyāma braucht es vor allem eine im bequemen Sitzen aufgerichtete Wirbelsäule. Dadurch gewinnt man die größtmögliche Freiheit von Brustkorb- und Zwerchfellbewegung und die Atemräume lassen sich optimal erreichen. Nichts hat sich in der therapeutischen Arbeit dabei besser bewährt als das Sitzen auf einem einfachen, stabilen Hocker.

Die Füße sicher auf dem Boden, die Wirbelsäule aufrecht und entspannt, bietet diese Haltung alle notwendigen körperlichen Voraussetzungen für das Gelingen von Prāṇāyāma. *(Abb. 1)*

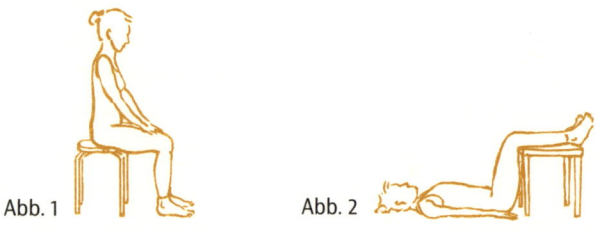

Abb. 1   Abb. 2

Manche Menschen profitieren allerdings vor allem dann von einer Atemübung, wenn sie sich dabei entspannt auf dem Boden ausstrecken können. So eignet sich auch eine Haltung wie die folgende gut für ein Prāṇāyāma, gerade wenn Müdigkeit, Erschöpfung oder Schmerzen ein längeres aufrechtes Sitzen erschweren. *(Abb. 2)*

Im Kapitel 9 erfahren Sie mehr über die Wirkungen von Prānāyāma. Dann werden auch die beiden hier schon angesprochenen Aspekte ausführlicher erläutert, welche die Arbeit mit den Atemübungen des Yoga so wertvoll machen: der Zugriff auf wesentliche Steuerungssysteme des Menschen und die Beruhigung des Geistes, die innere Gelassenheit, die Abstand von einem Übermaß äußerer Eindrücke und neue Perspektiven für einen entspannten Alltag schafft.

Kapitel 6

Meditation

Das Yoga Sūtra

Yoga und Meditation sind weder sich ergänzende Methoden noch Alternativen. Vielmehr wurden schon immer Meditation, Prāṇāyāma und Āsana gemeinsam als Yogapraxis verstanden. In heutigen Publikationen ist es bisweilen schwer erkennbar, was die Yogakonzepte zur Meditation eigentlich charakterisiert. Die Grundlagenschrift des Yoga allerdings, das Yoga Sūtra, präsentiert eine ausgesprochen klare und eindeutige Darstellung und Erklärung von Meditation. Darauf werden wir uns im Folgenden hauptsächlich beziehen. Wohl nach zuerst nur mündlicher Überlieferung wurde das Yoga Sūtra vor etwa eineinhalb tausend Jahren zum ersten Mal niedergeschrieben. Die darin dargelegten Vorstellungen zu Meditation fanden in der damaligen Gesellschaft allerdings nur bedingt Zustimmung. Denn ganz im Widerspruch zum herrschenden Zeitgeist wurde in diesem Text Meditation aus ihrem engen religiösen Rahmen gelöst. Für die heutige Zeit jedoch ist die so neu entstandene Offenheit von unschätzbarem Wert.

Nach dem Yoga Sūtra erschließt sich die Qualität einer Meditation nicht aus einer festen äußeren Form. Das »Wie« – also worauf in der Meditation der Fokus gelegt und in welchen Schritten sowie in welchem Rahmen meditiert wird – ist dort vielmehr als ein Thema von großer Vielfalt und anhand vieler ganz unterschiedlicher Möglichkeiten beschrieben worden. Unterschiedlich und individuell stellen sich in diesem Konzept auch die Ziele und Ergebnisse dar, die eine Meditationspraxis lohnend erscheinen lassen. Entscheidend für die Wertigkeit einer Meditation ist allein die innere Verfassung, die sich bei einem meditierenden Menschen einstellt. In diesem Zusammenhang bietet das Yoga Sūtra seinen LeserInnen eine differenzierte Darstellung der mentalen Abläufe in einer solchen Praxis und vermittelt gleichzeitig wichtige Orientierungen, für den Übungsprozess ebenso wie für den Umgang mit Hindernissen, die in der Meditationspraxis auftauchen können.

Was ist Meditation?

Meditation wird im Yoga Sūtra als eine besondere mentale Aktivität beschrieben – weniger als ein fixierter Zustand, sondern vielmehr als ein Prozess, dessen gesamter Verlauf unter dem Begriff »Samyama« zusammengefasst wird.[1] Das Besondere an dieser mentalen Aktivität besteht in einer Qualität ungeteilter und entspannter Ausrichtung des Geistes. Ausgerichtet sein kann er dabei etwa auf einen Körperbereich, den Atem, einen besonderen Gegenstand, ein reales oder vorgestelltes Bild, ein Symbol, ein Wort oder eine Silbe. Genauso gut kann er ein Gefühl wie Ruhe, Gelassenheit, Leere, Mitgefühl oder Lebenskraft zum Fokus haben. Oder er richtet sich auf Fragen wie: »Was trägt mich?«, »Wie will ich leben?«, »Was macht mich eng?« – um nur einige der vielen Möglichkeiten zu nennen.

Meditation lebt also von der Fähigkeit, sich in intensiver Weise auf etwas auszurichten und mental damit verbunden zu bleiben. Fortschritt in der Praxis von Meditation bedeutet deshalb eine zunehmende Kompetenz im Aufrechterhalten dieser besonderen inneren Stimmung von Zuwendung und Wachheit.

Vielleicht haben Sie schon einmal gelesen, dass es in der

Meditation vor allem darum ginge, von allen inneren Aktivitäten zu lassen; dass sich wirkliche Meditation erst im Nichts-Tun, im Nichts-Denken, im Nichts-Wollen einstelle. Nun ist unser Alltag wirklich oft von einem Übermaß an Wollen, Denken und Tun geprägt. Die Sehnsucht nach einem Zustand, in dem all dies zu einem völligen Stillstand kommen möge, ist deshalb verständlich. Und in der Tat können Sie beim Meditieren eine Erfahrung von Leichtigkeit und großer innerer Stille machen, die ungewöhnlich ist.

Dahinter steckt allerdings etwas anderes als ein Nichts-Tun, Nichts-Denken, Nichts-Wollen. In der Meditation »tut« der Geist sehr viel, er ist hochaktiv – das wissen wir nicht erst, seit es die Neurowissenschaft eindrucksvoll nachgewiesen hat. Gerade in Phasen tiefster Meditation ist er kontinuierlich aktiv im Sinne von Ausrichtung, Verbindung und Offenheit. Dies ist allerdings keine gewöhnliche, sondern eine sehr besondere und nicht alltägliche Tätigkeit des Geistes. Ihn charakterisieren jetzt Leichtigkeit und Zwanglosigkeit des Denkens, unangestrengte Achtsamkeit und Hinwendung. Und wenn nun Meditation etwas mit »Lassen-Können« zu tun hat, dann auf eine sehr konkrete Weise: Sie können sich jetzt wirklich auf etwas einlassen, können etwas ungeteilt zulassen: den Atem, die Stille, einen Gedanken, eine Frage, ein Gefühl, ein Bild, ein Symbol, eine offene Aufmerksamkeit. In der Folge zeichnet sich ein ausgerichteter Geist durch eine hohe Bereitschaft aus, etwas so lassen zu können, wie es gerade erlebt wird. Er muss sich um das Erlebte nicht sorgen, muss darauf keine Gedankengebäude errichten, wird nicht hierhin und dorthin gezogen, gerät nicht in zwanghafte Schleifen und verliert sich nicht in beliebig dahinpurzelnden Bildern und Gefühlen.

Die lockere Rede vom Nichts-Wollen wurzelt in einer Erfahrung, die Meditierende mit Übenden aus einem anderen Bereich teilen: mit MusikerInnen. Auch wer Klavier spielt, muss üben wollen – und hat immer wieder seine liebe Mühe mit der notwendigen Kontinuität und Disziplin. Gleichermaßen fühlt sich das Bemühen um eine

Stimmung ungeteilter Aufmerksamkeit in der Meditation manchmal recht mühsam an – und dies nicht nur beim ersten Erlernen der Technik. Die Musikerin, die sich dann aber schließlich im Spiel mit Leichtigkeit einem Stück hingeben kann, wird wahrscheinlich sagen: »Je weniger ich dabei will, desto mehr klingt die Musik aus sich selbst heraus.« Aber etwas in ihr muss eben immer noch Klavier spielen wollen – und was wir am Schluss hören, ist Ausdruck eines besonderen Tuns, einer in diesem Moment außergewöhnlichen Gestimmtheit ihres Geistes – und nicht zuletzt das Ergebnis eines jahrelangen Bemühens.

Beim Meditieren wird die hohe und spezifische Aktivität des Geistes auf eine besondere Weise erlebt: als Präsenz, als Verbundenheit, als Berührt-Sein. Sie empfinden in einer gelungenen Meditation Ruhe und Gelassenheit, denn nichts drängt. Diese Erfahrung ist erinnerbar; sie hinterlässt Spuren in Ihnen und Sie können schließlich darüber reflektieren. Wie sollte dies alles aber möglich sein ohne die tätige Hilfe Ihres Geistes? Nur mithilfe Ihres Geistes kann die Erfahrung der Meditation für Sie ihre besondere Bedeutung gewinnen. Es geht also beim Meditieren nicht um eine Untätigkeit des Geistes, nicht darum, einfach alles lassen zu können, was Ihren Geist und seine Aktivitäten ausmacht, sondern es geht darum, ihn in eine besondere Stimmung zu bringen und darin zu halten; eine Stimmung, in der er ein ganz besonderes Potenzial entfalten kann.

Meditation in der Vielfalt

Die folgenden kurzen Beispiele sollen Ihnen verdeutlichen, wie unterschiedlich Meditation ausgestaltet sein kann und wie verschieden sich Meditationsprozesse entwickeln.

Meditation auf wechselnde Körperorte – Herr T.

Als Herr T., Ende dreißig, Besitzer und Chef eines Start-up-Unternehmens für digitale Filmbearbeitung, zu uns kam, war er seit drei Jahren sehr erfolgreich am Markt und beschäftigte fast 20

MitarbeiterInnen. Wie in der Branche üblich, war sein Arbeitstag selten kürzer als 12 Stunden, die Wochenenden eingeschlossen. Herr T. konsultierte uns, nachdem er über Monate hinweg einen stetigen Leistungsabfall bemerkte. Er war oft müde, vermisste die sonst immer abrufbare Begeisterungsfähigkeit, die ihn bisher ausgezeichnet hatte, sein Schlaf wurde zunehmend schlechter und er erlebte sich schnell als gereizt und ungeduldig.

Er war sich nicht sicher, was ihn eigentlich mehr beeinträchtigte: seine aktuelle Erschöpfung oder die immer häufiger auftretende Angst, sein ganzes Unternehmen könne zusammenbrechen, wenn er nicht bald wieder auf die Beine käme. Die Yogatherapie hatte ihm sein Arzt empfohlen, eine gründliche körperliche Untersuchung war ohne Ergebnis geblieben. Herr T. besaß keinerlei Vorerfahrungen, aber er war bereit, alles zu versuchen, wenn es nur helfe.

Der erste Vorschlag seiner Lehrerin bestand in einer Praxis von zwanzig Minuten Dauer am Morgen. Wie immer in seinem Leben zeigte sich Herr T. sehr diszipliniert und übte jeden Tag. Auch wenn es ihm sehr schwerfiel, über die ganze Zeit konzentriert zu bleiben, kam er mit den Übungen gut zurecht. Sie wurden nach einer Woche überprüft, fast unverändert beibehalten und nur durch eine Wiederholung der morgendlichen fünfminütigen Atemübung am Abend vor dem Schlafengehen ergänzt. *(Kurs a – Herr T., Abb. S. 83)*

Herr T. reagierte positiv auf die Atemübungen (»Ich fühle mich danach deutlich entspannt und ruhig.«), deshalb intensivierte seine Lehrerin diesen Teil der Praxis und ergänzte ihn durch eine kurze Meditationsübung im Sitzen. Sie wollte Herrn T. die entspannte Stimmung noch etwas länger genießen lassen. Damit er dabei nicht zu häufig abschweifen konnte, nutzte sie als Hilfe eine alte Technik des Yoga: das Wandern mit der Aufmerksamkeit durch den Körper; es kann in vielfältiger Weise gestaltet werden. *(Kurs b – Herr T., Abb. S. 83)*

Vierzehn Tage danach, also insgesamt vier Wochen nach der ersten Praxis, berichtete Herr T. von ersten Veränderungen: Sein

Meditation

Kurs a – Herr T.

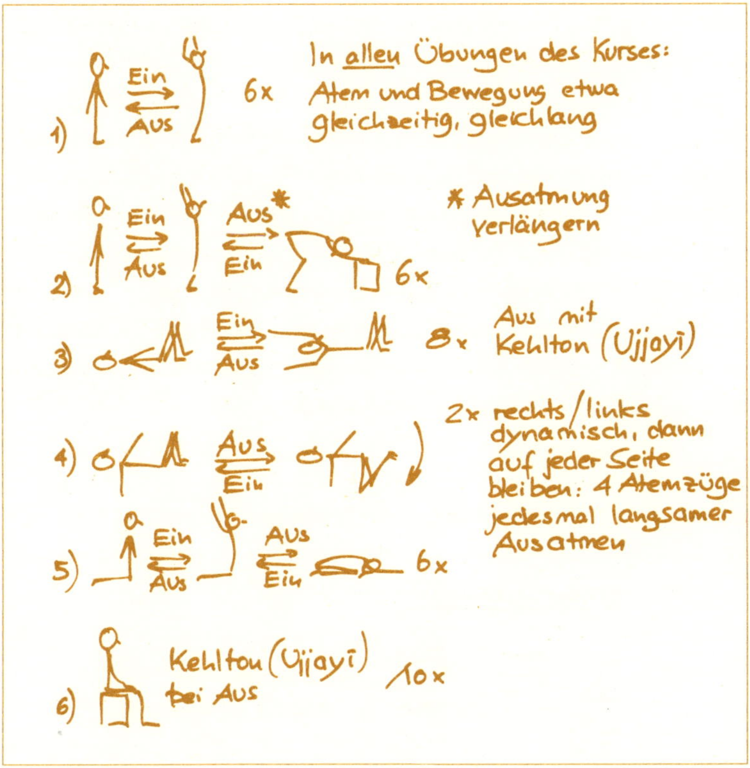

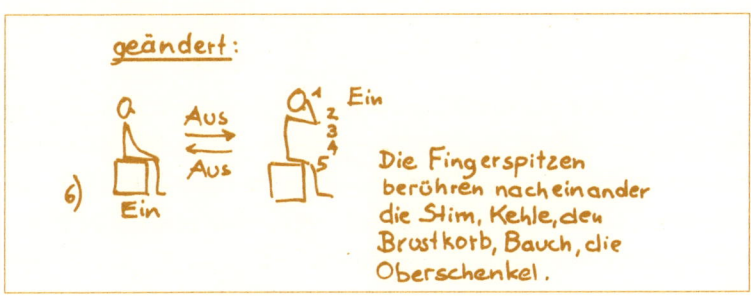

Kurs b – Herr T. (Nur Übung 6 wurde geändert, alle anderen Übungen blieben wie in Kurs a)

Schlaf war etwas besser geworden, den Tag begann er nach dem Yoga-Üben frischer als früher. An seinem Erschöpfungszustand hatte sich grundsätzlich noch nichts geändert, aber dieser war auch nicht schlechter geworden. Außerdem gab es Tage, an denen sich Herr T. etwas belastbarer fühlte – vor allem wenn er einigermaßen gut geschlafen hatte. Was ihm selbst bei der Praxis aufgefallen war: Er erlebte die kleine Meditationsübung oft als besonders intensiv und wohltuend. (»Ich fühle mich dabei manchmal ganz bei mir, das kannte ich schon gar nicht mehr.«) Im weiteren Vorgehen orientierte sich die Lehrerin an dieser Erfahrung. Sie erweiterte die Meditationsübung Schritt für Schritt, bis sie einen wichtigen Teil der Praxis ausmachte *(Kurs c – Herr T., Abb. unten)*.

Kurs c – Herr T. (Übung 6 noch einmal geändert, Übung 7 ist neu)

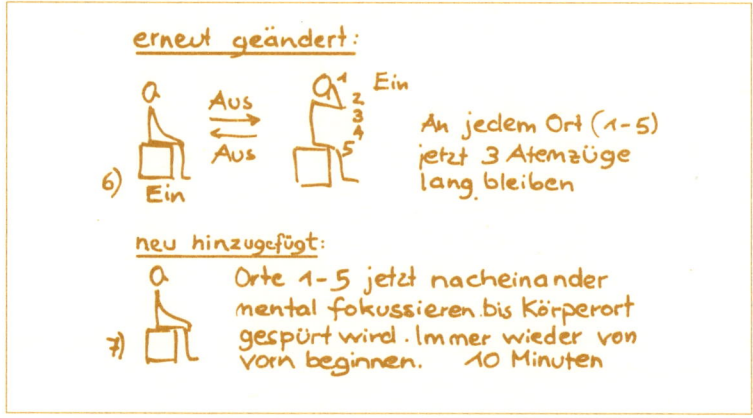

Um die Lenkung der Aufmerksamkeit zu unterstützen, schlug die Lehrerin Herrn T. in dieser Zeit auch einmal vor, den Körperfokus mit mental rezitierten Silben zu verbinden. Er fand das aber eher ablenkend, weshalb die Technik wieder gestrichen wurde. Die Praxis blieb nun im Wesentlichen unverändert.

Vier Monate später befand Herr T. selbst, dass er auf dem Weg der Besserung sei. Viel hatte sich inzwischen verändert: Die Entscheidung für ein professionelles Coaching leitete einen intensiven Reflexionsprozess über seine Arbeits- und Betriebsstruktur ein und sorgte für erste Freiräume. Zwei Mal in der Woche machte Herr T. nun regelmäßig einen langen Spaziergang von mindestens zwei Stunden. Yoga übt er seither noch sehr konsequent fast jeden Tag: »Es entstresst mich, gibt mir Abstand und macht den Kopf frei. Es ist wie zumindest einmal am Tag wirklich nach Hause zu kommen.«

Ein Körperort als Fokus – Frau F., 48 Jahre

Der Einbezug von Körpererfahrungen spielt in vielen unserer Vorschläge zur Meditation eine große Rolle. Die Möglichkeiten, eine Meditation mit der Ausrichtung auf bestimmte Körperbereiche, den gesamten Körper, die Atembewegung oder auf Kombinationen dieser Körpererfahrungen zu verbinden, sind dabei so zahlreich wie die Menschen, die mit einer solchen Fokussierung meditieren. Auch Frau F. gehört zu jenen, für die ein besonderes Körpererleben im Mittelpunkt ihrer Meditation steht.

Frau F. leidet an einer schweren rheumatischen Erkrankung und muss sich seit Langem mit zunehmenden Bewegungseinschränkungen auseinandersetzen. Schon seit vielen Jahren praktiziert sie eine Meditation, in der sie sich auf die Lebendigkeit und Veränderlichkeit ihres Atems ausrichtet.

Was diese Meditation bei ihr bewirkt, beschreibt Frau F. so: »Ich habe das Gefühl, näher an mir dran zu sein. Die Entscheidung, wann ich zu den ganz starken Medikamenten greife, fällt mir leichter als früher. Anfänglich habe ich diesen Schritt immer vermieden. Und wenn ich ehrlich bin, glaube ich, dass meine Gelenkzerstörungen heute nicht so schwer wären, hätte ich damals anders entschieden. Die Meditation hilft mir dabei anzunehmen, dass ich mich viel mehr um meine Gesundheit kümmern muss als andere Menschen. Klar, dass mich das manchmal furchtbar nervt. Aber wenn ich dann morgens auf meinem Meditationsbänkchen dasitze, kann ich auch die Erfolge sehen, die das bringt, und bin ein bisschen versöhnter damit.« *(Kurs – Frau F., Abb. unten)*

Kurs – Frau F.

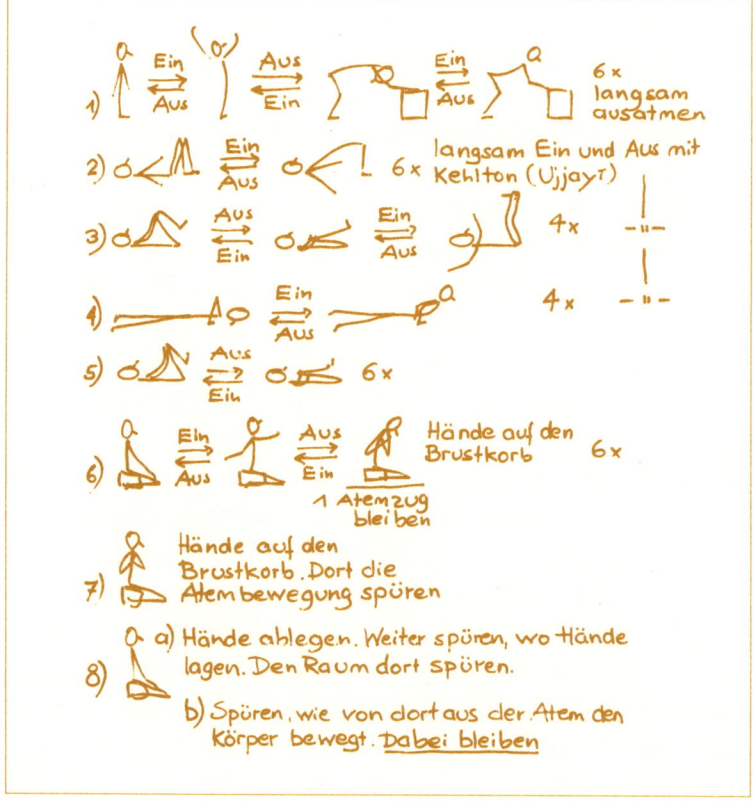

Affirmative Meditation – Herr Z., 54 Jahre

Affirmative Meditation mit innerlich gesprochenen Silben oder Worten macht ebenfalls häufig Sinn. Eine Meditationspraxis, bei der solche Worte kontinuierlich über viele Male leise oder im Stillen wiederholt werden, heißt in der indischen Tradition »Japa«. Auch manchen christlichen Traditionen ist diese Art zu meditieren vertraut. Das bekannteste Beispiel dafür ist das in der Ostkirche weit verbreitete »Herz-Jesu-Gebet«. Die Japa-Technik als Konzept ist allerdings weder an einen religiösen Kontext noch an einen bestimmten Inhalt gebunden. Jeder Klang, jedes Wort, jeder Satz, der einen Menschen anspricht, jeder Wunsch, jede Qualität, die er für sich anstrebt, kann Inhalt einer solchen Technik sein. Das folgende Beispiel von Herrn Z. soll diese Meditationspraxis veranschaulichen.

Herr Z. ist seit sieben Monaten arbeitslos, als er den Weg zum Yoga findet. Der Betrieb, bei dem er vierzehn Jahre lang beschäftigt war, musste Insolvenz anmelden. Seitdem bemüht sich Herr Z. um eine neue Arbeitsstelle. Viele seiner Bewerbungen werden noch nicht einmal beantwortet, erzählt er. Noch ist er zuversichtlich, wieder eine neue Anstellung zu finden, aber er wird zunehmend unsicherer. Seine Stimmung sinkt von Tag zu Tag – er beschreibt sich als sehr nervös, er schläft schlecht, seine Gedanken kreisen um dieses Problem. Hinzu kommt die Angst, in eine Depression abzurutschen, wie es ihm vor vielen Jahren schon einmal passiert war. Dem möchte er vorgreifen und hofft, im Yoga eine Hilfe zu finden.

Einige wenige Āsanas in seinem Programm sollen ihm am Morgen nach dem Aufstehen den Einstieg in den Tag erleichtern. Dadurch kann er sich selbst spüren und er wird zugleich auf ein kurzes Prāṇāyāma vorbereitet, bei dem er die Ausatmung verlängert.

In seiner zweiten Praxis schlägt die Lehrerin nach dem Ausatmen sowohl in den Āsanas als auch in den Atemübungen ein kurzes Innehalten des Atems vor, um Herrn Z. darin zu unterstützen, aufmerksam beim Atem zu bleiben.

Beim nächsten Treffen beschreibt Herr Z. genau diese kurzen

Pausen als sehr angenehm. Er habe das Gefühl, dabei endlich für einen Moment zur Ruhe zu kommen. Der neue Praxisvorschlag greift diese Erfahrung auf und füllt die Atempause nach der Ausatmung mit einer Affirmation: »Ich halte inne und sammle mich.« Insgesamt 24 Atemzüge lang – er zählt sie mit dem Daumen an den anderen Fingern – wiederholt Herr Z. diesen Satz immer in der kurzen Stille nach der Ausatmung. Nach diesem Prāṇāyāma verweilt Herr Z. noch wenige Minuten, manchmal auch länger im Nachspüren dieser Affirmation.

Drei Wochen später erzählt Herr Z. bei seinem nächsten Termin, wie hilfreich diese Momente des Innehaltens und Sich-Sammelns für ihn geworden sind und dass er sich dafür noch mehr Zeit als bisher nimmt. Sich »positiv zu spüren«, ist eines der Gefühle, die er dabei besonders schätzt.

Den Atem zum Fokus nehmen – Frau N.

Eine weitere bewährte Methode ist die Praxis der Atem-Achtsamkeit, die als wichtige Technik der buddhistischen Vipassana-Tradition auch im Westen eine weite Verbreitung fand. Im Rahmen des Yoga nutzen wir sie als eine unter vielen Möglichkeiten, zum Beispiel für Frau N.

Frau N. wollte ihre chronischen Magenbeschwerden in den Griff bekommen, die sie schon über ein Jahr lang plagten. Eine Magenspiegelung war unauffällig gewesen, Tabletten hatte sie ebenfalls eingenommen – alles ohne Erfolg. Der Kurs, der für sie entwickelt wurde, beinhaltete eine besondere Atemtechnik, aber auch Āsanas, weil sie ein großes Bewegungsbedürfnis hatte. Dank der Yogapraxis empfand sie recht schnell eine Besserung; besonders gut gefielen ihr die Atemübungen. Gegen Ende ihrer Yogatherapie äußerte sie den Wunsch, »noch etwas mehr mit dem Atem zu machen« – sie könne so gut abschalten dabei. Die Yogalehrerin schlug ihr vor, den Atem nach dem Prāṇāyāma zum Thema einer Sammlung nach innen zu machen. Dazu sollte Frau N. am Ende der Praxis noch fünf bis zehn

Minuten lang den Atemfluss durch die Nase erspüren. Als sie zum letzen Termin kam, war sie begeistert, wie sehr die Meditation sie zur Ruhe kommen ließ; allerdings hatte sie nach einigen Versuchen ihre Aufmerksamkeit nicht mehr auf den Atemfluss in der Nase gerichtet, sondern sich auf den Brustbereich konzentriert, weil sie den Atem »da besonders gut spüren« konnte. Mit diesem Übungsprogramm wurde sie verabschiedet.

Meditation mit Rezitationen – Franziska S.

Meditation muss in ganz besonderer Weise die persönlichen Lebensbedingungen, Werte und die kulturelle Eingebundenheit eines Menschen berücksichtigen. Das folgende Beispiel zeigt, dass aber auch Elemente aus anderen Kulturen genutzt werden können, wenn sie den Neigungen einer Person entgegen kommen. Frau S. arbeitet in ihrer Meditation mit Sanskrit-Silben aus den Veden, einer Sammlung religiöser Texte des alten Indiens.

Franziska S. kam mit einer Krebserkrankung zu uns, die ihr Leben über zwei Jahre hinweg sehr stark bestimmt hat. Mittlerweile hat sie ihre Therapien fürs Erste erfolgreich abgeschlossen und ist in ihren Beruf zurückgekehrt. Durch die schweren Zeiten, die hinter ihr liegen, begleitete sie eine Yogapraxis, zu der auch eine Japa-Meditation gehört. Aus dem Besuch eines Yogaworkshops, in dem mit Tönen und dem Rezitieren von Silben und kleinen Texten gearbeitet worden war, entstand die Erfahrung, dass Töne und Gesang ihre manchmal sehr düsteren Stimmungen und Ängste lösen konnten. Die meisten Silben in diesem Workshop entstammten der alten vokalreichen indischen Hochsprache, dem Sanskrit, und klangen Frau S. gut im Ohr. Auf der Suche nach einer passenden Meditation schlug ihr Yogalehrer Frau S. deshalb eine Sanskrit-Zeile aus einem längeren Textstück vor. Der Inhalt dieses Textes kreist um das Gesund-Werden, die vorgeschlagene Zeile um das Stärken der Lebenskraft: »Prānam dehi.« Übersetzen lässt sich das mit: »Gib mir Lebenskraft!«.

Eingebettet in eine für sie angenehme Form wiederholte sie nun täglich in ihrer Praxis die ihr wohlklingenden Sanskrit-Worte mit dem Bewusstsein ihrer Bedeutung. Nach einigen Wochen sprach sie im Unterricht über ihre Erfahrungen: Im Laufe des Übens hatte es für sie immer weniger gepasst, die Bitte um Lebenskraft mit »gib mir« an eine *äußere* Instanz zu richten. Sie erwog mit ihrem Lehrer andere Bedeutungsmöglichkeiten und wählte dabei schließlich diejenige, die ihren persönlichen Bedürfnissen entsprach: »Möge mir Lebenskraft sein.« Mit dem Fokus auf diese Bedeutung der Sanskrit-Worte blieb Franziska S. bei ihrer Japa-Meditation und praktiziert sie auch jetzt, 6 Jahre später, noch genauso. Gelegentlich noch aufsteigende schwere Gedanken verlieren dabei oft an Gewicht. Vor allem genießt Franziska S. die Erfahrung, sich durch diese Praxis eigentlich immer in eine bessere und ruhigere Stimmung zu versetzen – und sie hat das Gefühl, damit etwas Wichtiges für ihre Gesundheit zu tun.

Meditation auf Gefühle – Marie H.

Auch mit dem Evozieren angenehmer Bilder lassen sich Meditationen gestalten – dies wird am Beispiel von Marie H. deutlich.

Marie H. musste die Erkrankung Multiple Sklerose ihres Mannes mittragen. Obwohl es ihm nach der Diagnose und der Behandlung seines ersten Schubes körperlich wieder gut ging, war seine Stimmung sehr düster und seine Frau hatte das Gefühl, nicht mehr an ihn heranzukommen. Sie suchte nach einer Erholung für sich von all dem Leid, das er trug und sie mit ihm. Sie bekam einen Vorschlag zu einer Āsana-Praxis, die ihr an erster Stelle Freude machen sollte; das gelang auch gut. In einem zweiten Schritt spürte sie zusammen mit ihrer Yogatherapeutin Erinnerungen und Erfahrungen auf und suchte nach einer Situation, die sie als sehr angenehm im Gedächtnis behalten hatte. Ein sommerlicher Fahrrad-Ausflug vor einem Jahr kam ihr in den Sinn, noch vor der Erkrankung ihres Mannes. Sie hatte sich in einer Pause ins Gras gelegt, die warme Luft genossen und in den weiten Himmel geschaut. So wurde ihre Praxis ergänzt um den Vorschlag, sich auf dem Rücken liegend dieses weite Blau vorzustellen und zu schauen, ob sich das aus ihrer Erinnerung her ausgelöste Gefühl so wiederfinden ließe. Viele Jahre lang praktiziert Marie H. diese Meditation. Auch nachdem ihr Mann sich wieder gefangen hat und das Leben von Frau H. leichter geworden ist, möchte sie diese Übung nicht mehr missen.

Meditation kann also sehr unterschiedliche Methoden benutzen und ebenso ist der jeweilige Fokus immer wieder anders. Welche Meditationspraxis sich für einen Menschen als geeignet und Erfolg versprechend erweist, hängt von vielen Faktoren ab: von den individuellen Wünschen einer Person im Hinblick auf die Praxis, ihrer mentalen Struktur, ihrem kulturellen Hintergrund, ihren Werten, ihrem Selbstbild und ihrer Weltsicht ebenso wie vom Zeitrahmen, der dafür zur Verfügung steht. Gleichfalls sehr unterschiedlich sind auch die Erfahrungen, die Menschen im Prozess des Erlernens von Meditation machen. Vor allem daran orientieren sich schließlich unsere praktischen Vorschläge beim Unterrichten einer Meditationspraxis und ihrer Weiterentwicklung.

Wie jede eigenständig geübte Praxis gestaltet sich auch das regelmäßige Meditieren als ein lebendiger Prozess. Es geschieht nicht selten, dass sich die Rolle, die eine Meditation für einen Menschen spielt, im Laufe der Zeit ändert. Gleiches gilt für deren Inhalt und konkreten Ablauf. Was allerdings eine erfolgreiche Meditation immer begleitet, ist das Entstehen einer Stimmung von Ruhe, Klarheit und Gelassenheit. Ganz einfach deshalb, weil sich so ein ausgerichteter Geist anfühlt. Manchmal mag jemand das Aufkommen dieser besonderen inneren Stimmung als überwältigend und spektakulär empfinden – meist aber wird die Meditation als ein nicht so eindrückliches Erlebnis wahrgenommen. Ihre nachhaltige Wirkung speist sich vielmehr aus der kontinuierlichen Aneinanderreihung oft sehr leiser und immer sehr persönlicher Erfahrungen.

Kapitel 7

Grundprinzipien bei der Anwendung von Yogaübungen in der Therapie

Alle Yogakurse, die Sie in diesem Buch finden, sind typische Beispiele für Praxen, die in einem therapeutischen Rahmen entwickelt wurden. Der Form nach ist ein Yogatherapie-Programm immer so aufgebaut: Es folgen verschiedene Übungen aufeinander, selten mehr als sechs bis acht; nie wird eine Übung einzeln praktiziert. Zusammensetzung, Abfolge und Inhalt der Übungssequenzen sind dabei von einigen grundsätzlichen Überlegungen geprägt. Die wichtigsten Grundsätze stellen wir Ihnen in diesem Kapitel vor.

Individuelle Gestaltung

Jeder Praxisvorschlag ist der Versuch einer Antwort auf die konkreten Anliegen einer Person und ihre aktuellen Gegebenheiten und Möglichkeiten. Selbst dann, wenn es um die gleiche Symptomatik geht, etwa einen auf ähnliche Weise schmerzhaften Rücken, gleicht deshalb kein Kurs dem anderen. Zu verschieden sind zum Beispiel Körperstruktur, herausgebildete Schonhaltungen und Schmerz auslösende Faktoren, zu unterschiedlich die Konzentrationsfähigkeit der Übenden, ihre Vertrautheit im Umgang mit dem Körper – und nicht zuletzt steht ihnen oftmals nicht der gleiche Zeitrahmen für das Üben zur Verfügung. Daneben schlagen sich in einem Praxis-

Grundprinzipien

vorschlag auch die sehr unterschiedlichen Anforderungen des Alltags nieder: Übt demnach jemand sein Programm nach acht Stunden konzentrierten Sitzens vor dem PC oder steht die Yogapraxis am Anfang eines Tages, der viel körperliche Bewegung und Anstrengung verlangt?

Kurzum: Weil jeder Mensch anders und jedes Anliegen ein besonderes ist, muss die Yogatherapie individualisiert sein.

Einheit von Körper, Atem und Geist

Ziel einer jeden Yogapraxis ist es, Körper, Atem und Geist immer gleichermaßen anzusprechen und auf eine harmonische Weise miteinander zu verbinden. Der jeweils unterschiedliche Charakter der Übungsreihe und ihre verschiedenen Schwerpunkte entstehen dabei durch die verschiedenartigen Kombinationen von Āsanas, Prāṇāyāma-Techniken und Meditationsübungen als einzelne Anteile des Programms. Gleichzeitig werden die Werkzeuge des Yoga regelmäßig in jeder einzelnen Übung zusammengeführt. Alle Āsanas etwa werden immer mit einer besonderen Atembewegung und großer Aufmerksamkeit verbunden; ähnlich entfaltet sich jede Atemübung und meditative Praxis in einer dafür geeigneten Körperhaltung.

Bewegung ist meist wirksamer als Statik

In der therapeutischen Yogaarbeit mit Āsanas erweist sich die dynamische Praxis dem statischen Üben gegenüber als deutlich überlegen. Das gilt zum einen für das Bewegungssystem selbst: Dysbalancen in der Muskulatur und den Gelenken gesunden ungleich besser durch Bewegung als durch statisch geübte Haltungen. Dynamisches Üben erlaubt darüber hinaus eine besonders enge Einbeziehung des Atems in die Körperpraxis. Wiederholtes Einnehmen und Auflösen der Körperhaltungen sorgt besser als das Verweilen in bestimmten Übungen für deren gute Dosierbarkeit und verhindert wirkungsvoll Fehlbelastungen und Überforderungen.

Davon abgesehen erleben die meisten Menschen dynamische Körperübungen in einer regelmäßigen Praxis als einen sehr passenden Ausgleich zu ihrem meist bewegungsarmen Alltag.

Intelligenter Kursaufbau

Yogapraxis ist dann am wirkungsvollsten, wenn in sinnvoll aufeinander bezogenen Schritten geübt wird. Das gilt sowohl für das Benutzen des Körpers als auch für das des Atems und Geistes. Außerdem erleichtern weniger fordernde Übungen die Praxis von anspruchsvolleren, wenn sie diesen voraus gehen. Dieser Umstand trifft für die Abfolge einzelner Übungen ebenso zu wie für die Entwicklung einer Praxis über Monate hinweg. Mit einer Methode der kleinen und überlegten Schritte ist zudem gut überprüfbar, ob jemand auf dem richtigen Weg ist. Wird die Praxis auf diese Weise gestaltet, lassen sich die Möglichkeiten der Übenden erweitern und Risiken und Fehlentwicklungen verringern.

Genauso wichtig wie eine richtige Vorbereitung ist die Verwendung von Übungen, die potenziellen Ungleichgewichten entgegenwirken, welche aus den Anforderungen einer Yogapraxis selbst entstehen können. Wird ein Āsana auf diese Weise gebraucht, beschreiben wir seine Rolle als Ausgleich-Übung.[1] So ist etwa unmittelbar nach einer kräftigen Rückbeuge oder Drehung eine milde Vorwärtsbeugung sinnvoll, um eine möglicherweise dabei entstandene Fehlspannung abzubauen und sie nicht in die nächste Übung weiterzutragen. Oder es trägt nach einer intensiven Dehnung eine sanfte Anspannung zur Wiederherstellung einer gesunden Spannung der Muskulatur bei, und eine intensive Meditation mit einfachen Bewegungen abzuschließen, kann Körper und Geist helfen, auf den folgenden Trubel des Alltags besser eingestimmt zu sein.

Alle menschlichen Systeme nehmen Veränderungen, und seien sie noch so positiv, nur langsam und schrittweise an. Je mehr wir im Yoga schnelle Ergebnisse anstreben und je weniger wir uns von intelligent aufgebauten Schritten leiten lassen, desto mehr Widerstand werden Körper und Geist leisten, desto größer werden auch die Risiken der Übungen sein und desto geringere Wirkungen sind von ihnen zu erwarten. Richtig angewandte Schritte in sinnvoll aufgebauten Praxen verhindern solche Sackgassen.[2]

Einfachheit der Übungen und Variantenreichtum

Akrobatische Körperübungen passen nicht in den Übungsalltag der meisten Menschen. Sie haben auch keinen Wert, wenn es um die Entwicklung von Gesundheit, körperlichem Wohlbefinden, Körperbewusstsein oder um eine Auseinandersetzung mit eigenen Mustern geht. Die therapeutisch wichtigen Übungen aus dem riesigen Schatz der Āsanas sind wenig spektakulär, aber umso wirksamer und bewährter. Mit vielen vereinfachenden Abwandlungen fordernder Übungen lässt sich ein therapeutisches Yogaprogramm sehr differenziert immer weiter entwickeln.

Yogatherapie lebt von einem variantenreichen und fantasievollen Umgang mit den Āsanas, den Übungen des Prāṇāyāma und der Meditation. Nur so werden sie passgenau für die einzelne Person.

Schmerzfreiheit beim Üben

Schmerz vermag wie kaum ein anderer Anlass eine Kette von Reaktionen auszulösen, die in Unwohlsein, Leid und Frustration münden. Schmerz ist ein Warnsignal des Körpers. Das wird oft nicht so verstanden. Bisweilen wird im Zusammenhang mit Āsanapraxis die Vorstellung vertreten, man könne mit Schmerz positive Veränderungen erreichen, zum Beispiel durch extremes Dehnen der Muskulatur. Dieser Versuch der Wiederbelebung von Konzepten der autoritären Pädagogik des 19ten-Jahrhunderts entbehrt aber auch im medizinischen Bereich jeder Grundlage. Es gibt heute keinen Zweifel mehr daran, dass wiederholte Schmerzreize muskuläre Dysbalancen provozieren und in einer chronischen Störung der Schmerzverarbeitung enden können. Schmerzfreiheit ist deshalb das selbstverständliche Gebot einer jeden Yogapraxis.[3]

Keine Leistungsorientierung

Das Konzept eines Übens ohne Leistungsorientierung wird im therapeutischen Yogaunterricht auf zwei Ebenen vermittelt. Einmal wird für eine solche Haltung offensiv geworben, indem beispielsweise die Wirksamkeit einer Āsana-Praxis immer wieder mit der angestrebten inneren Qualität – Aufmerksamkeit, gut koordinierter Atem, Wohlbefinden – in Verbindung gebracht wird und nicht mit dem Erfüllen einer bestimmten äußeren Form, besonders ungewöhnlichen körperlichen Anforderungen oder möglichst vielen Wiederholungen oder langem »Aushalten« in einer Übung.

Diese Botschaft wird auch beim konkreten Unterrichten einer Praxis selbst umgesetzt. Die Praktizierenden erleben, nach welchen Kriterien Übungen ausgewählt und variiert werden: Wie frei kann bei den Übungen der Atem fließen? Wie gut werden bestimmte Körperbereiche angesprochen? Wie viel Stabilität und Leichtigkeit vermitteln sie? Zusätzlich verdeutlichen die besonderen einzelnen Übungsanweisungen, wie sehr es darum geht, das eigene Maß zu finden. Die Form oder eine an der Sportgymnastik orientierte Ästhetik sind hingegen keine Wegweiser für die Yogapraxis.

Selbstständigkeit und Eigenkompetenz

Im therapeutischen Yogaunterricht erleben die Übenden, dass ihre eigenen Erfahrungen sehr ernst genommen werden und wie diese Eingang in eine wieder neu konzipierte Praxis finden. Dies erlaubt ihnen mit der Zeit immer besser, die eigenen Möglichkeiten richtig einzuschätzen. Wenn sie daran interessiert sind, können sie im Dialog mit den TherapeutInnen ein Verständnis für den Aufbau der Übungssequenzen und für die Anforderungen der von Ihnen praktizierten Übungen entwickeln. Das gestattet Ihnen schließlich einen immer kompetenteren und selbstständigeren Umgang mit ihrem Praxisablauf und einzelnen Übungsvarianten.

Kontinuität im Üben

Krankheit ist ein Prozess, bei dem sich die innere Organisation eines menschlichen Systems nach und nach verändert und schließlich krankmachende, pathologische Muster ausbildet werden, die sich verfestigen. An ihnen entlang orientiert sich die Strukturierung der Lebensprozesse neu – eine akute Störung wird zu einer chronischen. Wären wir ein Computer, so würde es vielleicht genügen, einmal die Reset-Taste zu drücken. Um das menschliche System in eine gesündere Funktionsweise zurückzuführen, reichen ein einziger Impuls oder nur einige wenige Wiederholungen einer Praxis aber nicht aus. Die innere Selbstorganisation lässt sich nur durch regelmäßiges Üben nach und nach wieder in Richtung Gesundheit orientieren. Diese Eigenschaft teilt Yogatherapie mit allen übenden Verfahren.

Einige komplementäre Behandlungssysteme, aber auch die Immunologen, die Allergien und Unverträglichkeiten behandeln, haben für diese Intervention den Begriff der »Umstimmung« geprägt. Er trifft auch auf viele Aspekte unseres Ansatzes zu.

Grundprinzipien bei der Anwendung von Yogaübungen in der Therapie:

- Individuelle Gestaltung
- Einheit von Körper, Atem und Geist
- Bewegung ist meist wirksamer als Statik
- Intelligenter Kursaufbau
- Einfachheit der Übungen und Variantenreichtum
- Schmerzfreiheit im Üben
- Keine Leistungsorientierung
- Selbständigkeit und Eigenkompetenz
- Kontinuität im Üben

Kapitel 8

Wie Yoga wirkt

Heilungsprozesse und Therapie

In den letzten Jahrzehnten ist es der Wissenschaft zunehmend gelungen, die ganzheitliche Sicht auf die Ursachen von Krankheit und innerem Ungleichgewicht auf ein solides Fundament zu stellen. Diese Kenntnisse der vielschichtigen Abläufe und komplexen Zusammenhänge menschlichen Lebens sind besonders bedeutungsvoll für das Verständnis davon, wie Heilung geschieht. Menschen genesen von einer Erkältung, gebrochene Knochen wachsen wieder zusammen, Wunden schließen sich, Rückenschmerzen verfliegen oder dunkle Gedanken werden durch helle verdrängt. So normal uns diese Vorgänge auch erscheinen, in Wirklichkeit sind sie doch alltägliche Wunder. Sie lassen sich verstehen als Ausdruck der biologischen Tendenz aller menschlichen Lebensprozesse zur Selbstheilung und Neuordnung gestörter Funktionen und wir können immer besser nachvollziehen, wie die Struktur, die Dynamik und die physiologische Grundlage von Heilung über unvorstellbar lange Zeit hinweg im Feuer der Evolution geschmiedet wurden.

Heilung ist in hohem Maße selbstorganisiert. Das menschliche System kennzeichnet eine faszinierende Vernetzung seiner dynamischen Teilbereiche, die sich in enger Kommunikation untereinander selbst regulieren. Entgegen früheren Vorstellungen wird es weder von einer alles durchdringenden Lebensenergie noch durch unseren Geist als zentraler Schaltstelle menschlicher Lebensprozesse dirigiert. Es gibt kein Zentrum, das gleichsam alles überblickt und steuert. Das zeigt sich im Großen wie im Kleinen: Stellen Sie sich vor, Sie hätten sich beim Barfußlaufen einen Dorn in den kleinen Zeh getreten. Das winzige Areal, in dem jetzt der Dorn steckt, spielte bis dahin in der Gesamtorganisation Ihres Körpers eine ganz unbedeutende Rolle. Nun ändert sich das schlagartig. Die kleine Wunde wandelt sich zu einem Mittelpunkt vielfältiger Reaktionen. Wichtige Körperfunktionen werden nun von dort aus geregelt. So wird etwa Ihre im Körper allgegenwärtige Immunabwehr geweckt, Ihr Herz schlägt schneller und die Blutzirkulation wird beschleunigt, in Ihrem Knochenmark wird die Produktionssteigerung bestimmter Blutzellen vorbereitet, Ihre Körpertemperatur verändert sich. Selbst Ihr Geist gerät in eine andere Stimmung. Dies und noch unendlich viel mehr geschieht so lange, bis die Verletzung verschwunden ist. Zurück bleibt jedenfalls nichts außer einer kleinen Narbe. Was einige Tage lang ein wichtiges Befehlszentrum Ihres Körpers war, ordnet sich nun wieder ein in die gewohnte Funktion und die Stoffwechselvorgänge Ihres kleinen Zehs.

Bisweilen mag es Faden und Geschick brauchen, um eine tiefe Wunde zu nähen; aber nicht die Naht, sondern der sich selbst organisierende vernetzte Heilungsprozess schließt am Ende die Wunde wirklich. Die engen Abhängigkeiten und Verflechtungen, mit deren Hilfe sich der Mensch in jedem Augenblick als Ganzheit organisiert, die Prozesse, die der großen Flexibilität des menschlichen Organismus gegenüber Veränderungen und Herausforderungen zugrunde liegen, und damit auch die Störfaktoren dieser Anpassungsleistung bestimmen gemeinsam darüber, ob die fein austarierte Balance namens »Gesundheit« verloren geht und schließlich von Krankheit verdrängt wird. Vor diesem Hintergrund verlangt Krankheit nach

Therapie dann, wenn die eigenen Lebensprozesse ihre spontane sich selbst regulierende Dynamik eingebüßt haben. Demgemäß ist das Ziel jeder Therapie, die verloren gegangene Fähigkeit zur Selbstheilung wieder anzustoßen, oder – bei chronischen Erkrankungen – die Selbstheilungskräfte dauerhaft zu unterstützen.

Welche Regulationssysteme stehen nun im Mittelpunkt, wenn wir nach einer Erklärung für die Wirkungen von Yoga fragen? Welche Impulse kann Yoga für welche Bereiche geben? Kurz: Worin besteht die heilende Kraft des Yoga?

Im Zentrum dieser Diskussion stehen drei Bereiche menschlicher Lebensprozesse:
- das Bewegungs- und Haltungssystem,
- die autonomen Steuerungssysteme,
- das mentale System.

Die Aufgaben und gegenseitigen Abhängigkeiten dieser Systeme möchten wir modellhaft darstellen. Wie in jedem Modell werden auch in dem hier benutzten vielschichtige Zusammenhänge so stark vereinfacht, dass sie anschaulich werden; gleichzeitig geht es darum, möglichst nahe an der natürlichen und um vieles komplexeren Wirklichkeit zu bleiben.

Das Bewegungs- und Haltungssystem

Mit dem Bewegungs- und Haltungssystem tritt der Mensch in Verbindung mit der Welt, bewegt sich in ihr, gestaltet sie und trägt gleichzeitig seinen inneren Zustand nach außen. In welchem Umfang dies der Fall ist, wird uns oft erst dann bewusst, wenn das Bewegungs- und Haltungssystem in ein Ungleichgewicht gerät. Vielleicht kennen Sie jemanden, der schwer an Parkinson erkrankt ist. Dann wissen Sie, was es bedeutet, wenn eine erstarrte Mimik und Gestik jemanden einschließen, ungebremste oder eingefrorene Bewegungen den kommunikativen und gestalterischen Kontakt zur Welt verwehren und den Erkrankten in zunehmendem Maße der

Möglichkeit berauben, sich seiner Umgebung als Persönlichkeit mitzuteilen.

Bewegung und Haltung sind durch subtile und vielschichtige Steuerungssysteme[1] organisiert und in die Gesamtheit aller Lebensprozesse eines Menschen eingebunden. Für das Bewegungssystem ist die sehr differenziert organisierte Koordination der Muskulatur mit ihrem komplexen Stoffwechsel zentral. Das bessere Verständnis dieser Bereiche hat die Sicht auf die Entstehung und die Behandlung von Krankheiten sehr verändert.[2]

Als größtes menschliches Wahrnehmungsorgan bestimmt das Bewegungssystem gemeinsam mit dem Berührungs- und Schmerzempfinden ganz wesentlich unser Erleben der Welt, ebenso wie das

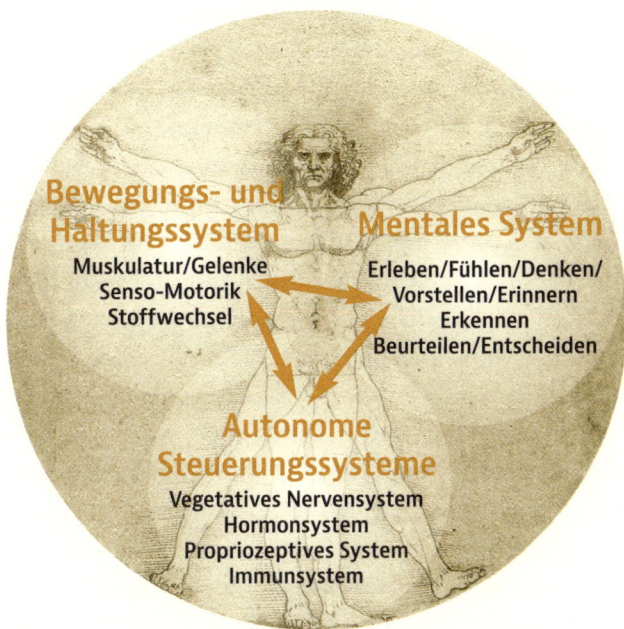

Für eine Erklärung der Wirkung von Yoga bedarf es einer ganzheitlichen und zeitgemäßen Sicht auf die wichtigsten Strukturen und Prozesse, die das menschliche Leben organisieren und erhalten.

unserer inneren Befindlichkeit. Das »Ich-Gefühl« konstituiert sich gerade auf der Grundlage unseres Körperempfindens und wird sehr stark geprägt von bewussten und unbewussten Botschaften aus dem Bewegungssystem.

In jüngster Zeit rückt darüber hinaus die Muskulatur als ein Organ, das hunderte von Botenstoffen ausschüttet, ins Blickfeld der Forschung. Deren Wirkspektrum reicht von der Anregung des Immunsystems über die Neubildung von Gehirnzellen bis hin zum Aufbau eines besseren Schutzes gegen Herzinfarkt.

Die autonomen Steuerungssysteme

Unter diesem Begriff fassen wir einige ganz unterschiedlich strukturierte Regulationsmechanismen zusammen. Gemeinsam ist ihnen die Fähigkeit zur ständigen Neujustierung und Ausbalancierung aller Lebensprozesse in ihrer Gesamtheit. Sie sorgen dafür, dass im Menschen alles mit allem verbunden bleibt und der Organismus sich den wechselnden Anforderungen des Alltags rasch und effektiv anpassen kann, und sie regulieren sich weitgehend unbewusst, eben »autonom«. Zu den autonomen Steuerungssystemen gehören das vegetative Nervensystem und einige hormongesteuerte Prozesse, in denen Botenstoffe, sogenannte Neurotransmitter, eine große Rolle spielen sowie die schon erwähnten Steuerungssysteme der Muskulatur.

Von diesen Systemen am längsten bekannt und am besten erforscht ist das vegetative Nervensystem, bestehend aus dem Sympathikus und seinem Gegenspieler, dem Parasympathikus. Sie sind wesentlich an der Steuerung der Durchblutung und an der Funktion der meisten Körperorgane beteiligt. Wenn Sie zum Beispiel morgens noch im warmen Bett liegen, setzt allein schon der stille Entschluss, nun endlich den Weg ins Bad anzutreten, Ihr vegetatives Nervensystem in Bewegung – und zwar völlig unbemerkt. Ihre Gedanken an das Aufstehen aktivieren Nervengeflechte des Sympathikus. In der Folge schlägt Ihr Herz ein wenig schneller und durch das Öffnen von Gefäßen werden Ihre Beinmuskeln besser durchblutet. So tragen

Ihre Beine Sie sicher, wenn sie dann wirklich aufstehen.

Das Vegetativum kontrolliert Herzschlag, Organdurchblutung, Blutdruck, Atmung, Verdauung und Stoffwechsel. Es reagiert ausgesprochen empfindlich und schnell – was nicht nur beim morgendlichen Aufstehen von Nutzen ist. Wenig hilfreich kann dieses prompte Reagieren aber auch sein; dann etwa, wenn es Ihnen auf eine unwirsche Bemerkung Ihres Chefs hin einen Schweißausbruch beschert, in Sekundenschnelle Ihren Herzschlag verdoppelt, und Ihr klares Denken behindert.

Auf welche Weise Stress krank machen kann, ist gut erforscht; Fehlreaktionen des Vegetativums spielen dabei eine zentrale Rolle. Am wichtigsten für die Diskussion über die Wirkungen von Yoga ist dabei die bei Stress zu beobachtende kaskadengleiche Ausschüttung verschiedener Hormone, Neurotransmitter wie Adrenalin und Cortisol, für die sich der Begriff »Stressachse« eingebürgert hat. Was als Unterstützung für den schnellen Spurt zum rechtzeitigen Erreichen des Busses nützlich ist, gerät bei Dauergebrauch zu einer ernsthaften Belastung für die Gesundheit (mehr dazu im Kapitel 10).

Offensichtlich ist die enge Verbindung der autonomen Steuerungssysteme mit dem Bewegungssystem: Aufregung kann Hände zittern lassen und ein Waldlauf vermag eine innere Unruhe zu besänftigen. Spannung und Entspannung etwa vermitteln sich wesentlich über das Zusammenspiel von vegetativem Nervensystem und Muskulatur.

Das mentale System

Das mentale System umfasst alles, was unser Erleben, unsere Gefühle, unser Denken, unser Vorstellen und Erinnern ausmacht – kurz: alle Aktivitäten unseres Geistes –, und ist gekennzeichnet durch ein schier unfassbar hohes Maß an Flexibilität. Es repräsentiert uns die uns umgebende Welt und lässt uns ebenso intuitiv wie absichtsvoll andere und uns selbst in der Welt wahrnehmen. Dabei trennt es individuell und aktuell Bedeutsames, andernfalls wären wir in dieser Welt der endlos auf uns einströmenden Eindrücke verloren. Nach innen hinein erlaubt es uns, seine eigenen verschiedenen Aspekte zu unterscheiden und zu beeinflussen: das Erinnern, das Vorstellen, die Ordnung von Gedanken und Empfindungen. Es ist das System, mit dessen Hilfe wir ein Leben lang lernen. Es formt unsere Gefühle ebenso wie unser Vermögen, Probleme zu lösen, uns differenziert zu verhalten und Aufgaben auszuführen, die wir uns gesetzt haben oder die uns aufgetragen werden.

Wurde in früheren Zeiten vehement noch für die strikte Trennung zwischen Geistig-Seelischem und Körperlichem gefochten, so haben Psychologie und Neurowissenschaft in den letzen beiden Jahrzehnten dafür gesorgt, dass diese Position heute nicht mehr gehalten werden kann.

Diese Entwicklung schlägt sich nieder in einem immer umfangreicheren Wissen über die engen Verflechtungen aller Körperprozesse mit unseren mentalen Aktivitäten, unserer Erfahrung und unserer inneren Gestimmtheit. Die Rolle des Geistes bei der Entstehung von Krankheit wird klarer: So zeigen etwa im Rahmen der Stressforschung aufgedeckte Mechanismen und Zusammenhänge, wie aufgrund psychischer Belastung spezifische vegetative Prozesse ins Ungleichgewicht geraten und diese Dysbalance auf die innere Stimmung und Wahrnehmung eines Menschen zurückwirkt. Eine solche Negativ-Spirale kann schließlich schwere Erkrankungen auslösen.

Gleichzeitig eröffnen die neuen Kenntnisse Möglichkeiten für die Heilung. Uns verhelfen sie zu einem tieferen Verständnis der Wirkungen von Yogapraxis. Wir wissen, dass und wie angemessene Wahrnehmung, positives Denken, Meinen und Fühlen auf alle Lebensprozesse eines kranken Menschen einwirken. Wir wissen auch, welche Rolle das Selbstvertrauen und das Vertrauen in eine Therapie für den Verlauf von Heilung spielen, wie wichtig angesichts einer Krankheit die Fähigkeit ist, eine Situation annehmen zu können, wie eine positive innere Gestimmtheit das körpereigene schmerzhemmende System aktivieren kann und wir lernen, welche Prozesse dafür verantwortlich sind, dass Übungen der Achtsamkeit, Bewegung und bewussten Atemführung eine düstere Stimmung aufhellen und Raum schaffen können für neue Gedanken und Perspektiven. Kurz: Wir verstehen immer besser die biologischen Grundlagen dafür, dass unser Geist Heilungsprozesse fördern kann. Auch zu diesen Aspekten mehr im Kapitel 10.

Die enge Verbindung zwischen diesen Systemen vermittelt sich ganz offenkundig über unserem Körper und Leben eigene Strukturen. Zur Erklärung ihrer Verflechtungen und gegenseitigen Abhängigkeiten bedarf es keines Glaubens – weder an einen besonderen Lebenssaft noch an eine immaterielle Lebensenergie, die auf unsichtbaren Kanälen unseren Körper durchzieht – Vorstellungen, denen Sie auch heute noch im Zusammenhang mit Yogawirkungen immer wieder begegnen werden[3]. Sie verstellen aber den Blick auf die wirkliche Organisation unseres Lebens in ihrer Komplexität. Vor allem aber verhindern sie einen ehrlichen und kritischen Umgang mit den Mitteln des Yoga.

Yoga als Impuls

Heute lässt sich also exakter beschreiben, auf welche Weise Yoga einen Menschen erreicht. Yogapraxis muss verstanden werden als ein spezifischer Impuls, der auf sehr komplexe, extrem vernetzte Systeme trifft. Diese Lebenssysteme werden dabei nicht aus dem Dornröschenschlaf geweckt, sondern begegnen dem Impuls aus einer wohlstrukturierten, hohen und ständig auf Gesundheit ausgerichteten Aktivität heraus. Sie reagieren nun in ihrer Gesamtheit auf den besonderen »Impuls Yoga«. Ihre Antwort entwickelt sich dabei entlang ihrer eigenen Möglichkeiten und Strukturen von Selbstorganisation. Zwischen jeder Yogaübung und ihrer Wirkung steht also stets die besondere Dynamik und Vernetzung dieser menschlichen Lebensprozesse. Erst in ihrem Zusammenspiel formt und konkretisiert sich nun ein therapeutischer Effekt. Was letztlich als Wirkung einer bestimmten Yogapraxis erfahren oder beobachtet wird, ist also die aktuelle Antwort der Gesamtheit dieser Lebensprozesse eines Menschen auf den Impuls der Praxis.

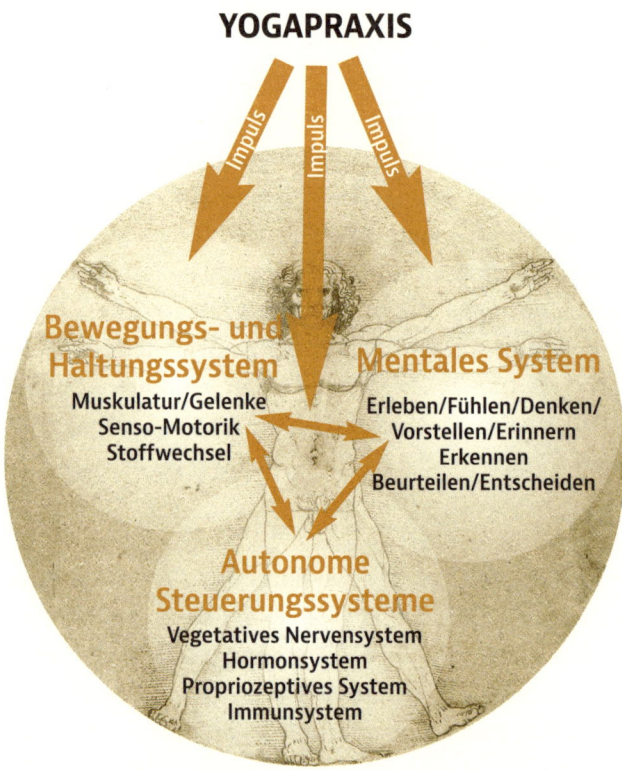

Yogapraxis muss verstanden werden als ein spezifischer Impuls, der auf sehr komplexe, extrem vernetzte Systeme trifft. Diese Lebenssysteme werden dabei nicht aus dem Dornröschenschlaf geweckt, sondern begegnen dem Impuls aus einer wohlstrukturierten, hohen und ständig auf Gesundheit ausgerichteten Aktivität heraus. Sie reagieren nun in ihrer Gesamtheit auf den besonderen »Impuls Yoga«. Ihre Antwort entwickelt sich dabei entlang ihrer eigenen Möglichkeiten und Strukturen von Selbstorganisation.
Allmachtsfantasien im Zusammenhang mit Yogapraxis, die etwa an die Möglichkeit eines beliebigen Hin- und Herschieben von »Energien« glauben, fehlt der Respekt vor der großartigen Eigendynamik des menschlichen Lebens.

Wie Yoga wirkt

Für das Verständnis der therapeutischen Wirkung von Yoga ist dies eine wichtige Botschaft. Sie bedeutet, dass sich die Wirkmechanismen einer Yogapraxis nur angemessen begreifen lassen, wenn die sich selbstorganisierende Eigendynamik des menschlichen Systems gewürdigt und respektiert wird. Daran fehlt es in vielen Wirkerklärungen zum Yoga allerdings leider sehr oft, beispielsweise wenn behauptet wird, mit Yogaübungen könne der Hormonspiegel direkt beeinflusst und die Durchblutung einzelner Organe beherrscht werden oder es seien bestimmte Drüsen nach Belieben regulierbar. Auch wenn jede Krankheit zur zwingenden Folge ungelöster innerer Konflikte erklärt oder der Eindruck vermittelt wird, zur Heilung brauche es nichts weiter als eine positive Einstellung, wird der Struktur und den Besonderheiten der sich selbst regulierenden Dynamik menschlicher Lebensprozesse nicht genügend Rechnung getragen.

Dieser Mangel an Verständnis hat den Yoga in seiner langen Tradition leider immer schon begleitet. In manchen alten Texten wurde behauptet, dass sich besondere »Energien« allein durch Geisteskraft im Körper verschieben ließen. Entsprechend wurden bestimmten Yogaübungen wahre Wunderwirkungen zugesprochen. Und wenn es damals hieß, dass dieses oder jenes Āsana »alle Krankheiten« heilen oder nach einer entsprechenden Praxis »selbst stärkstes Gift dem Körper nicht mehr schaden« könne, dann war diese Überheblichkeit ernst gemeint.

Heute werden ähnlich falsche Vorstellungen gern in ein wissenschaftlich-medizinisch klingendes Gewand gekleidet. Dabei ergeben sich nicht weniger skurrile Behauptungen: Ein Āsana soll durch eine Kompression der Nieren den Urinfluss anregen (die »Kobra«, Bhujangāsana), das andere durch Druck der Ellenbogen auf die Bauchspeicheldrüse Diabetes heilen (der »Pfau«, Mayūrāsana), ein Drehsitz (Matsyendrāsana) soll die Vergrößerung von Prostata und Blase verhindern.

Wir werden uns später noch ausführlicher mit dieser Problematik auseinandersetzen.

An dieser Stelle wollen wir Sie lieber zu einem kleinen Experiment einladen.

Ein Beispiel

Vielleicht leiden Sie gerade unter einem verspannten Nacken. Dann haben wir hier ein kleine Übung zum Ausprobieren für Sie (natürlich auch dann, wenn Ihr Nacken bei bester Gesundheit ist; vielleicht lernen Sie diesen dabei ein bisschen besser kennen). Legen Sie sich einfach einmal auf den Boden (wenn Sie zufällig zu Hause sind), stellen die Füße auf und machen Folgendes:

Während Sie einatmen, heben Sie den rechten Arm und legen ihn bequem nach hinten ab. Der Arm bleibt nun liegen, wo er ist, und mit der folgenden Ausatmung lassen Sie Ihren Kopf soweit locker nach links rollen, wie es ohne Widerstand geht. Führen Sie die Bewegung zusammen mit dem Atem möglichst langsam aus – so wie es Ihnen angenehm ist. Beim nächsten Einatmen rollen Sie den Kopf in die Mitte zurück – der rechte Arm liegt noch immer hinten – und erst mit der folgenden Ausatmung bewegen Sie den Arm zurück neben den Körper. Dann atmen Sie zwischendurch ein oder zwei Mal ganz frei ein und aus, bevor Sie den Vorgang mit dem anderen Arm wiederholen (der Kopf rollt entsprechend nach rechts und wieder zurück). Diese Übung führen Sie fünf Mal hintereinander durch. (Für Interessierte: Sie haben gerade eine dynamische Variante eines viel geübten Āsana praktiziert: Shavāsana.)

Wenn Sie sich jetzt wieder hinsetzen, könnte es gut sein, dass Ihre Nackenverspannung etwas weniger geworden ist. Für Sie ist natürlich das Wichtigste, dass sich Ihr Nacken wohler anfühlt als vorher. Vielleicht möchten Sie aber auch wissen, wie die Wirkung zustande gekommen ist? Nachfolgend geben wir Ihnen dazu einige Antworten. Fangen wir mit der naheliegensten an:

● Wir wissen, dass sich in jeder Verspannung eines Muskels eine Fehlfunktion ausdrückt, eine sogenannte »muskuläre Dysbalance«. Einfach formuliert: Die Muskelfunktion ist unharmonisch. Die

Dysbalance hat mit fehlerhaften Aktivitätsmustern der Nervengeflechte zu tun, die für die Aktivierung und Koordination der vielen verschiedenen Muskelstränge – hier die des Nackens – verantwortlich sind. Manche Muskelbereiche kontrahieren zu stark, andere zu schwach, manche voreilig, andere hingegen zu zögerlich.

Entsprechende Untersuchungen haben zutage gebracht, welche entscheidende Rolle die neuromuskuläre Koordination für die gesunde Kraftentfaltung eines Muskels spielt. Dabei geht es um eine angemessene (unbewusste) Wahrnehmung des Zustands unseres Bewegungssystems durch eine Vielzahl von Wahrnehmungszellen (Rezeptoren) einerseits und entsprechend angepasste Reaktionsmuster im Groß- und Kleinhirn andererseits. Muskuläre Dysbalancen drücken sich auch in Störungen der Durchblutung und Ernährung des Muskels aus, die wiederum zu Fehlspannung und Schmerz führen.

Wir wissen nun, dass schmerzfreie Bewegungen die Aktivitätsmuster und die Koordination der entsprechenden Muskulatur harmonisieren und dass leichte Dehnungen von Muskeln übermäßige Spannungen lösen und leichte Kontraktionen ihre Durchblutung und damit ihre Ernährung verbessern. Dies alles hat Ihre kleine Übung schon einmal in Fluss gebracht. Daneben schließt jede Bewegung der Wirbelsäule die Mobilisierung vieler Gelenke ein. In der Halswirbelsäule sind es allein mehr als fünfzehn, die durch diese kleine Drehung des Kopfes in Bewegung kommen. Auch sie werden dabei mehr durchblutet und ihre Gleitfähigkeit verbessert sich.

● Aber damit ist über den Impuls, der von dieser Übung ausgeht, noch nicht alles gesagt: Wir hatten Sie ja gebeten, ihre Bewegungen mit einem möglichst langsamen Atemfluss zu koordinieren. Das hat ihren Atem gleichmäßiger und länger werden lassen. Vom Atemrhythmus wissen wir nun, dass er in sehr enger Beziehung zum vegetativen Nervensystem steht: Wird er langsam und gleichmäßiger, sinkt die Aktivität des Sympathikus, des »Stressantreibers«. Das führt nicht nur zu einer Reduzierung der Spannung der gesamten Muskulatur, sondern drückt sich auch in einer Veränderung der inneren

Stimmung aus: Sie fühlen sich vielleicht schon deshalb etwas wohler in Ihrer Haut, weil Sie entspannter sind.

● Ferner wirkt die Übung über die Ausrichtung Ihres Geistes: Sie waren für einige Minuten aufmerksam, Ihr Geist wesentlich mit der Ausrichtung auf das Üben beschäftigt. Auch das hat Ihr inneres Steuerungssystem verändert; weil die Zeit des Übens nur sehr kurz war, betraf dies vor allem Ihre vegetative Regulation; eine positive Veränderung eingeschliffener fehlorganisierter Bewegungsmuster würde eine wiederholte Übungspraxis verlangen.

● Und noch etwas anderes hat eine Rolle gespielt: Wenn Sie sich auf dieses Experiment eingelassen haben, dann wahrscheinlich auch deshalb, weil Sie davon ausgegangen sind, dass jemand, der ein Buch mit dem Titel »Heilkunst Yoga« schreibt, Erfahrungen mit der Yogatherapie hat. Der Vertrauensvorschuss, den Sie uns damit gegeben haben, hat den von dieser kleinen Übung ausgehenden positiven Wirkungen den Weg geebnet.

● Würden Sie diese Übung darüber hinaus nun regelmäßig praktizieren und dabei wiederholt die Erfahrung machen, dass durch Ihr eigenes Tun Ihre Nackenverspannung nachlässt, dann würde Ihr Vertrauen in die heilende Wirksamkeit des eigenen Handelns gestärkt, die Selbstwirksamkeitserwartung also zunehmen.

Um es noch einmal zusammenzufassen: Die kleine Übung aktiviert Ihr System über ganz unterschiedliche, jedoch durchaus nachvollziehbare Wege. Sie stößt eine innere selbstorganisierende Dynamik an, in der vielfältige Abhängigkeiten und gegenseitige Einflüsse unterschiedlicher Lebensprozesse zur Wirkung kommen.

Individuelle Wirkung

Für die weitere Diskussion unseres Modells »Impuls trifft auf Selbstorganisation« möchten wir ein Bild nutzen, mit dessen Hilfe der Yoga schon vor knapp zweitausend Jahren die Frage nach der Wirkung von Yogapraxis zu beantworten versuchte. Es ist das Bild eines Reisbauern, der zur Bewässerung seines Feldes einen Damm öffnet.

Was kann uns dieses Bild vermitteln? Im traditionellen indischen Ackerbau sind die Felder in kleine Parzellen aufgeteilt, voneinander getrennt durch einen Erdwall. Alle Parzellen grenzen an ein System von Gräben, die mit Wasser geflutet sind. Ist die Saat auf einem Feld ausgebracht, wird der Erdwall mit dem Spaten durchstochen. Das Wasser überflutet das Feld, und nach einiger Zeit beginnt darin die Saat zu wachsen. Yoga, heißt es im Yoga Sûtra – dem Text, der dieses Bild beschreibt – bewirke »nicht mehr« als ein Bauer mit dem Durchstechen eines Damms[4]; das Wasser fließt von allein hinein, die Keimlinge sprießen ohne weiteres Zutun. Der Bauer gibt mithin »nur« einen Anstoß zum Wachsen und Reifen der Feldfrüchte. Auf die Yogatherapie übertragen, entspricht dieser Anstoß dem Üben einer bestimmten Praxis. Das Feld steht für den übenden Menschen, für das Gesamtsystem eines einzelnen Individuums. Auf den Impuls (das Wässern des Feldes, das Üben des Menschen) folgt eine Reaktion. So wie die Saat auf dem Feld wächst, verändert sich der Mensch durch das Üben einer bestimmten Praxis.

Zu einer der Botschaften dieses Bildes haben Sie hier mittlerweile schon etwas gelesen: Jede Maßnahme des Yoga, die den Körper oder den Geist eines Menschen beeinflussen will, wirkt niemals direkt. Sie ist vielmehr der Anstoß für einen Prozess, der von der Eigendynamik des menschlichen Systems geprägt wird.

Worauf wir Ihre Aufmerksamkeit nunmehr aber richten wollen, ist eine zweite wichtige Aussage, die das Bild transportiert: Die Wirkung einer Yogapraxis organisiert sich in hohem Maße individuell.

Dieser Aspekt ist auch in unserem kleinen Übungsvorschlag für Ihren Nacken zu berücksichtigen. Für Sie bekommt jener vor allem dann praktische Bedeutung, wenn Ihre Verspannung sich von der Übung unbeeindruckt zeigt und der Nacken doch noch weiter schmerzt oder bestehende Schmerzen zugenommen haben sollten (was wir nicht hoffen. So taugt diese Übung zum Beispiel nicht, wenn Ihre Nackenschmerzen von einem akuten Bandscheibenvorfall im Halsbereich herrühren würden).

Wir kommen an dieser Stelle noch einmal auf das Bild zurück. Für das Reisfeld erklärt sich das Wachsen der Saat als Reaktion auf den Dammstich nur über seine Besonderheit, etwa darüber, wie die Beschaffenheit des Bodens ist, welche Reissorte ausgebracht wurde, wie viel Unkraut dort wachsen wird. Und wie für das bewässerte Feld gilt auch für das innere System der Yoga-Übenden: Die besonderen im Menschen angelegten Möglichkeiten bzw. jene, welche davon aktuell zur Verfügung stehen, bestimmen, wie Yoga darauf wirkt. Alles, was wir Ihnen zur Muskeldurchblutung, zur neuromuskulären Koordination, zur Stressabsenkung und zur Bedeutung eines Vertrauensvorschusses erzählt haben, ist weiterhin richtig. Wir haben es bisher nur unterlassen, von diesem besonderen Charakter des menschlichen Systems zu sprechen, der für das Verständnis der Wirkungen von Yoga von großer Bedeutung ist. Ihre Verspannung im Nacken ist von der Stärke her beispielsweise nicht dieselbe wie die einer anderen Leserin, die sich zu diesem kleinen Experiment hat überreden lassen. Der Zustand Ihrer Wirbelsäule, die Flexibilität Ihrer Bänder, Ihre Bewegungsmuster – all das findet sich so bei keinem anderen Menschen, und auch Ihre Vorerfahrungen mit Körperübungen sind andere, ebenso Ihre Einstellung zu einem solchen Verfahren, Ihr Vertrauen in den unterbreiteten Vorschlag etc.

In der Konsequenz berühren die Impulse einer Yogapraxis also nicht nur unterschiedliche Lebensprozesse gleichzeitig, setzen nicht nur eine durch die menschliche Evolution geprägte selbstorganisierte Eigendynamik in Gang. Vielmehr wirken sie ganz spezifisch auf den einzelnen Menschen, dessen körperliche wie auch geistig-seelisch-psychische Strukturen sich durch eine hohe Individualität auszeichnen.

Aber – könnten Sie einwenden – folgen nicht alle Lebensprozesse des Menschen in weiten Bereichen immer gleichen Grundmustern und festgelegten Abhängigkeiten? Wird der Individualität hier nicht eine zu große Bedeutung beigemessen? Werden etwa nicht bei jeder Person, die regelmäßig eine halbe Stunde lang joggt, immer ein beschleunigter Puls und ein höherer Blutdruck zu beobachten sein, wenn diese Werte nach dem Laufen überprüft würden? Sie haben recht, das wird so sein. Gleichwohl wissen wir auch, dass die exakt gleiche sportliche Aktivität (zum Beispiel das Laufen von gleicher Dauer und gleicher Wegstrecke mit gleicher Laufgeschwindigkeit) in dem einen Fall den Blutdruck möglicherweise nachhaltig senken hilft, in dem anderen jedoch einen bedrohlichen Herzanfall auslösen kann. JedeR gute FitnesstrainerIn weiß heute, dass die Effektivität

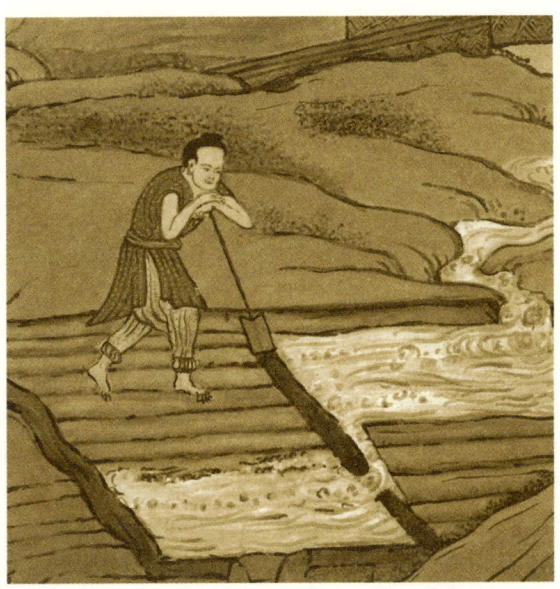

Yoga, heißt es im Yoga Sûtra, dem Text, der dieses Bild beschreibt, bewirke »nicht mehr« als ein Bauer mit dem Durchstechen eines Damms; das Wasser fließt allein hinein, die Keimlinge sprießen ohne weiteres Zutun. Der Bauer gibt mithin »nur« einen Anstoß zum Wachsen und Reifen der Feldfrüchte. Auf die Yogatherapie übertragen entspricht dieser Anstoß dem Üben einer bestimmten Praxis. Das Feld steht für den übenden Menschen, für das Gesamtsystem eines Individuums. Auf den Impuls (das Wässern des Feldes, das Üben des Menschen) folgt eine Reaktion. So wie die Saat auf dem Feld wächst, verändert sich der Mensch durch das Üben einer bestimmten Praxis.

eines Workouts entscheidend davon abhängt, ob dieses für die jeweilige Person auch wirklich angemessen ist. Die Berücksichtigung der Individualität hat eine große Bedeutung für die Therapie mit Yoga. Gleichzeitig widerspricht sie auch der landläufigen Meinung, einer Yogaübung ließe sich verlässlich eine ganz bestimmte therapeutische Wirkung zuordnen. Es gibt kein »Āsana gegen Rückenschmerzen«, keine »Migräneübungen«, kein »Āsana gegen Verstopfung«, keine verlässliche »Praxis gegen das Reizdarmsyndrom«. Manche Schlafstörung verschwindet nach wenigen Wochen des Übens einfacher Āsanas, eine andere lässt sich nur über lange Zeit mithilfe differenzierter Atemtechniken beeinflussen und eine dritte verlangt neben Entspannungstechniken vom Betroffenen vielleicht vor allem einen anderen Umgang mit den Anforderungen des Alltags. Die Wirkung einer Yogaübung ist eben nicht unabhängig von dem sie ausführenden Individuum, und sie kann nur im Zusammenhang mit der Individualität des Menschen verstanden werden. Die Erfahrung zeigt immer wieder, dass zum Beispiel die gleiche Form einer fleißig geübten Rückbeuge den einen von seinen Rückenschmerzen befreit, während sie für den anderen eine Überforderung darstellt, die in mehr Spannung, mehr Schmerz und noch mehr Frustration mündet. Wer nur die Yogapraxis im Auge hat – also die einzelne Körper- oder Atemübung, die besondere Meditation – und nicht auch gleichzeitig die Besonderheiten der Übenden, wird weder befriedigende Wirkungen sehen noch die Gründe für bestimmte Sachverhalte verstehen.

So wie jeder Mensch ist auch eine Krankheit immer individuell; in ihrer Entstehung, ihrem Verlauf und den Möglichkeiten, sie zu beeinflussen, ist sie immer die spezielle Erkrankung von Herrn B. oder Frau S. Deshalb ist eine Yogapraxis auch nur dann effektiv, wenn die Impulse, die sie gibt, zur rechten Zeit mit dem rechten Maß an der richtigen Stelle ansetzen. Dass Bücher und Zeitschriften voll von angeblich sicher wirkenden Yogarezepten sind, sollte Sie nicht irritieren: Sie wissen ja, Papier ist geduldig.

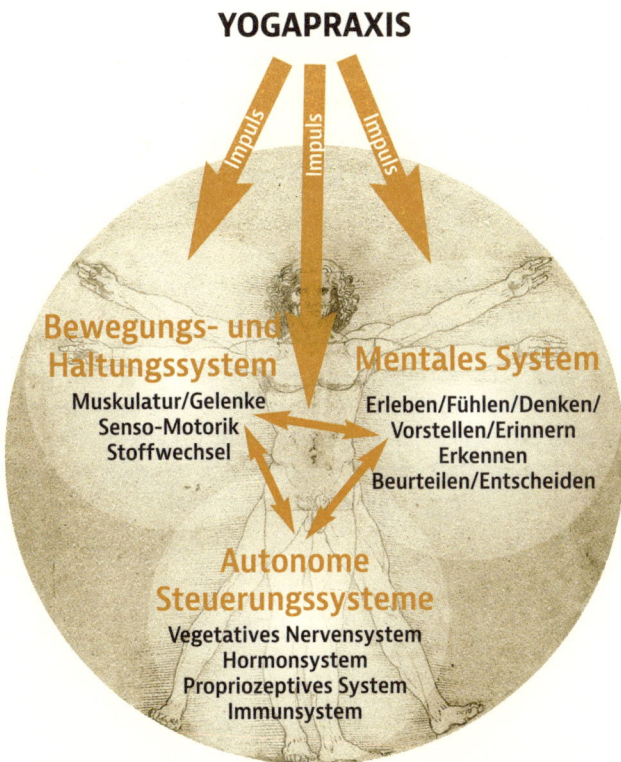

Ein Mensch mit seinen individuellen Strukturen, seinen spezifischen Ungleichgewichten, seinen individuellen Möglichkeiten und Begrenzungen, seiner Haltung sich und der Welt gegenüber

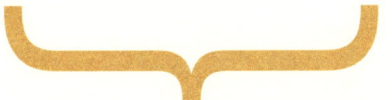

Die **Gesamtheit** und das **Zusammenspiel** aller **Reaktionen** des **individuellen** »Systems Mensch« zeigt sich als

»Wirkung«

Das menschliche System reagiert auf eine Yogapraxis also immer nur in seiner persönlichen Dynamik von Körper, Intellekt, Sinnen und Gefühlswelt. Für die konkrete Ausformung dieser Reaktion spielt auch der Umstand eine wichtige Rolle, dass die therapeutische Yogapraxis regelmäßig wiederholt werden muss. Je öfter und kontinuierlicher aber ein Übungsimpuls einwirkt, desto stärker reagiert darauf das System – in seiner eigenen Weise.

> Um das Modell noch einmal zusammenzufassen:
>
> ●
>
> Yogapraxis ist ein Impuls, ein klug geführter Anstoß, der auf die wohlorganisierte und auf Gesundheit ausgerichtete Dynamik des menschlichen Systems trifft und sie dadurch verändert. In der individuellen Reaktion auf diesen Impuls entwickelt sich schließlich das, was wir als Wirkung von Yoga erleben und beobachten.

Kapitel 9

Stärken und Wirkweisen der einzelnen Techniken des Yoga

Das Ganze ist mehr als die Summe seiner Teile

Das Thema Nackenschmerz im vorherigen Kapitel und gegebenenfalls auch Ihr kleiner »Selbstversuch« haben die Diskussion darüber eröffnet, von welcher Art die therapeutischen Impulse des Yoga sind. In diesem Zusammenhang haben Sie anhand unseres Modells erste Antworten auf die Fragen erhalten, wie Yoga Heilungsprozesse einleitet, begleitet und unterstützt.

An dieser Stelle wollen wir das Thema weiter veranschaulichen und vertiefen. Zur Erinnerung geben wir Ihnen noch einmal eine kurze Übersicht darüber, welche Impulse zur Heilung im Rahmen einer Yogatherapie gegeben werden können.

Dazu zählen

- die Inhalte der Übungstechniken Āsana, Prāṇāyāma und Meditation,
- die Erfahrung des eigenständigen Übens mit der Stärkung der Selbstwirksamkeitserwartung,
- die Veränderung des eigenen Selbst- und Krankheitserlebens,
- der positive Einfluss der therapeutischen Beziehung.

Stärken und Wirkweisen der einzelnen Techniken

In ein und derselben Praxis kann die kranke Person also von ganz unterschiedlichen Anregungen profitieren. Diese Vielfalt der Impulse erweist sich in der Praxis als eine große Stärke des Yoga. Eine genaue Bestimmung des Anteils jedes einzelnen von ihnen an der Gesamtwirkung eines Therapieangebots wird dadurch allerdings schwierig. Erlebt ein chronisch rückenkranker Mensch nach mehrwöchigem eigenständigem Üben eine deutliche Schmerzlinderung und wird zuversichtlich, wo er vorher mutlos war – wie ließe sich der Effekt einer bestimmten Bewegungsabfolge vom Anteil des gleichzeitig gewonnenen Vertrauens in die eigenen Möglichkeiten trennen? Wie wäre der Einfluss der Mitgefühl und Zuversicht vermittelnden Yogalehrerin zu bewerten? Durch welchen Aspekt wurde letztlich ein anderer Umgang mit der Krankheit gefunden, wich das Hadern einer Akzeptanz? Niemand wird das genau beantworten können. Sicher aber ist, dass all diese verschiedenen Wirkebenen voneinander abhängen und sich gegenseitig unterstützen.

Anstatt an dieser Stelle mit einem Seufzer die Hände in den Schoß zu legen, werden wir – gerade angesichts dieser Verflechtungen – die einzelnen Wirkebenen in ihren Besonderheiten betrachten. Auf die Frage nach den speziellen Wirkprozessen möchten wir sowohl schon gesichertes Wissen benennen als auch auf jene Zusammenhänge hinweisen, die angesichts der aktuellen wissenschaftlichen wissenschaftlichen Forschung als sehr wahrscheinlich gelten können – auch wenn dabei noch nicht alles im Detail geklärt ist. Auf dieser Grundlage wird es möglich, sinnvoll über die Ursachen von Erfolg oder Misserfolg eines konkreten Therapieverlaufes zu reflektieren und zu diskutieren.

Für eine bessere Übersicht über die Wirkprozesse hilft eine erste Unterscheidung in spezifische und unspezifische Wirkungen. Letztere beschreiben solche, für deren Erklärung der Blick auf die ganz besonderen Inhalte einer Praxis zu kurz greift. Viele davon kamen in den Beispielen, die wir Ihnen vorgestellt haben, schon zur Sprache.

Zu den *unspezifischen* Wirkungen gehören:
- der positive Einfluss der therapeutischen Beziehung auf das Heilungsgeschehen. Wie auch immer die konkrete Praxis aussieht, die jemand schließlich zu Hause übt – sein Vertrauen in die Kompetenz der Lehrerin, des Therapeuten wird die Wirksamkeit dieser Übungsabfolge positiv beeinflussen.
- Auch wie heilsam die Erfahrung von Entlastung sein kann, wenn es um die Verringerung von krankmachendem Stress geht, ist schon mehrfach deutlich geworden und ein Blick auf die Studienlage bestätigt ihre große Bedeutung – unabhängig davon, wie sie konkret ausgestaltet ist. Eine eigenständig geübte Yogapraxis entspannt vortrefflich; ein Spaziergang im Wald oder der Besuch eines Konzertes taugen dafür aber in ganz ähnlicher Weise.
- Ebenfalls unspezifisch ist die inzwischen vielfach dokumentierte positive Wirkung von Bewegung an sich. »Bewegung tut gut« oder etwas genauer und richtiger gesagt: Allein schon eine angemessene und regelmäßige Bewegung unterstützt in hohem Maße die meisten Heilungsprozesse.
- In der Wirkung als unspezifisch einzustufen ist auch die Stärkung der Selbstwirksamkeitserwartung, also das Vertrauen in die eigenen Möglichkeiten, positiv auf das Heilungsgeschehen einwirken zu können. Für Übungsverfahren wie Yoga wurde immer wieder nachgewiesen, dass jeder Mensch, der erfolgreich eigenverantwortlich übt, Selbstwirksamkeit erfährt und so seine Chancen auf Heilung verbessert.
- Ähnlich verhält es sich mit der generellen Wirkung eines regelmäßigen Übens an sich. So wird damit zum Beispiel unabhängig davon, welche Übungen am Ende genutzt werden, ein verlässliches, bewusstes und positives »Mit-sich-selbst-Sein« bewirkt und damit oft mehr Gelassenheit im Umgang mit Alltag und Krankheit.

Neben solchen unspezifischen Wirkungen gibt die Yogatherapie unterschiedliche Impulse, die *spezifische* Wirkungen hervorrufen sollen. Die Impulse werden über die speziell für eine individuelle

Praxis ausgewählten Übungs-*Inhalte* gesetzt. Die drei großen Pfeiler einer jeden Yogapraxis haben Sie schon kennengelernt: Āsana, Prāṇāyāma und Meditation. Folgende zwei Fragen stehen hier im Mittelpunkt: Worin bestehen die besonderen Stärken eines jeden einzelnen Mittels? Und: Was wissen wir heute über ihre Wirkmechanismen?

Die Arbeit mit dem Körper – Āsana

Āsanas verändern Bewegungsmuster, Körperhaltung, Beweglichkeit und muskuläre Leistungsfähigkeit. Sie helfen, die Gelenke zu bewegen, Muskeln und Bänder zu dehnen und den Stoffwechsel der Muskulatur zu aktivieren. Weil in sportmedizinischen Untersuchungen inzwischen nachgewiesen wurde, dass die Kraft und die Belastungsfähigkeit des Rückens die Sache einer gut ausbalancierten inneren Organisation seiner Muskulatur ist, misst heute niemand mehr die Kraft an Muskelpaketen. Soll ein belastbares Bewegungssystem, ein gesunder Rücken erarbeitet werden, geht es vielmehr um die Verbesserung der Muster, in denen sich die vielen kleinen und kleinsten Muskeln und Muskelfasern in ihren Bewegungen verstärken und unterstützen. Studien etwa zu chronischen Rückenschmerzerkrankungen zeigen, dass bei den betroffenen Menschen vor allem die komplexen Koordinationsleistungen des Bewegungssystems nachhaltig gestört sind. Vor diesem Hintergrund erweist sich eine entsprechende Āsana-Praxis als effektives Muskeltraining. Mithilfe der großen Vielfalt an Varianten einfacher Āsanas kann Dysbalancen in Koordination und Stoffwechselökonomie der Körpermuskulatur nachhaltig begegnet werden oder anders ausgedrückt: Die Rückenmuskulatur reagiert nun wieder zur rechten Zeit im rechten Maß am rechten Ort. All das lässt sich erreichen durch langsam und achtsam wiederholte Bewegungsabläufe, also dynamisches Üben – für die therapeutische Āsana-Praxis der wirkungsvollste Umgang mit den Körperübungen des Yoga.

Die Wirksamkeit von Āsanas auf Gelenkschmerzen an Hüfte, Knie und Schulter erklärt sich zum einen aus ihrem Bewegungspotenzial. Darüber hinaus können muskuläre Stützfunktionen stimuliert und die entsprechenden Gelenke unter Entlastung bewegt werden.

Dass das Praktizieren von Āsanas immer die Körperhaltung in ihrer Gesamtheit anspricht, kann die Nachhaltigkeit der Korrektur von Fehlbelastungen der betroffenen Gelenke erklären.

Durch eine regelmäßige Āsana-Praxis ändert sich neben der Muskelorganisation und der Beweglichkeit auch die Körperwahrnehmung. Sie wird differenzierter und in einem gewissen Sinne »ehrlicher«. Damit kann sie zur Grundlage einer inneren Haltung werden, die den Körper so akzeptiert, wie er ist: als sich stetig verändernd, bisweilen behaftet mit besonderen Einschränkungen, aber auch ausgestattet mit speziellen Ressourcen und Fähigkeiten. Oft drückt sich das schließlich in einem positiveren Körpergefühl aus, einer größeren Sicherheit und mehr Vertrauen im Umgang mit den körperlichen Möglichkeiten.

Die körperliche Aktivität der Āsanas berührt aber auch viele menschliche Steuerungssysteme, allen voran das Vegetativum. Wir wissen heute, dass körperbetonte Übungsverfahren sich auf neurovegetative Regulationsprozesse auswirken. Durch das Praktizieren von Āsanas lässt sich ein effektiver Zugriff auf das Ausbalancieren von Herzrhythmus, Blutdruck und Stressreaktionen erreichen. Untersuchungen zu Muskeldehnungen legen die Vermutung nahe, dass solche Wirkungen auf dem unmittelbaren Einfluss des Wechsels von angemessener Anspannung und Dehnung auf das vegetative Nervensystem beruhen. Neben den erwähnten Störungen spielt eine solche Harmonisierung vegetativer Regulationen zum Beispiel bei Symptomen wie chronischem Kopfschmerz und Schlaflosigkeit eine Rolle.

Unterstützt und intensiviert wird diese Wirkung, wenn die Āsanas in enger Koordination mit einer bestimmten Atmung geübt werden. Wie Ihnen aus den Beispielkursen vielleicht noch erinnerlich ist, verknüpfen wir jedes Āsana mit einer Atembewegung.

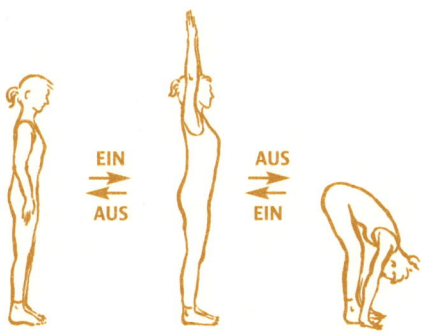

Zum Beispiel Uttānāsana: Die Arme werden bei der Einatmung angehoben, mit der Ausatmung wird der Körper nach vorne gebeugt und beim Einatmen wieder angehoben. Zum Schluss werden die Arme beim Ausatmen wieder gesenkt.

Der Atem begleitet alle Bewegungen, verfeinert, koordiniert und verlangsamt sie. Eine solche Rhythmisierung der Bewegung in achtsamer Wiederholung scheint sich in besonderer Weise zur Beeinflussung vegetativer, hormoneller und neuraler Steuerungssysteme zu eignen.

Āsanas beeinflussen auch die innere Befindlichkeit eines Menschen, sein Gefühl für sich selbst, seine Stimmung, kurz: seine Psyche. Nicht selten ist diese Stimmungsverbesserung durch die Āsana-Praxis der erste Effekt, von dem KlientInnen berichten, wenn sie mit dem Üben ihrer Yogapraxis begonnen haben. Die Wirkung reicht von der Entwicklung eines allgemeinen Wohlgefühls bis hin zu positiven Veränderungen im Hinblick auf depressive Verstimmungen und Angststörungen. Noch wissen zu wenig darüber, welche physiologischen Prozesse im Einzelnen für solche Erfahrungen verantwortlich sind. Wahrscheinlich ist etwa das Erleben eines balancierten Gesamtmuskeltonus, der sich in einem angenehmen Körpergefühl ausdrückt, als ein Faktor von vielen bedeutsam. Dieses körperlich positive »Sich-selbst-Fühlen« und -Akzeptieren wirkt auf die innere Gestimmtheit insgesamt.

So richtig es ist, dass die Körperaktivität unsere Gefühle berührt, so unzutreffend ist es, beide mechanistisch aufeinander zu beziehen. Wenn Sie zum Beispiel hören, das Weiten des Brustkorbs in einem Āsana könne Ihnen das »Herz öffnen« oder ein täglich zehnminütiges Stehen auf einem Bein bringe mehr Stabilität in Ihr Leben, dann hat es sich wieder einmal jemand allzu einfach gemacht und den komplexen Zusammenhängen zwischen Psyche und Körper zu wenig Beachtung geschenkt.

Die Arbeit mit dem Atem – Prāṇāyāma

Falls Sie sich heute schon einmal ordentlich aufgeregt haben – hatten Sie danach vielleicht kurz Gelegenheit, innezuhalten und sich wahrzunehmen? Was Ihre Atmung anbelangt, hätten Sie sicher erkannt, was hier schon erwähnt wurde und wofür sich die Wissenschaft seit langem interessiert: Die Rede ist von dem engen Zusammenhang zwischen Atmen und Fühlen sowie von der direkten Einbindung des Atmens in die vegetativen Steuerungssysteme, was sich nicht zuletzt darin zeigt, dass mit jeder Einatmung Ihr Herz schneller schlägt, mit jeder Ausatmung jedoch langsamer. Änderungen der vegetativen Grundstimmung schlagen sich im Atmen noch unmittelbarer nieder, als Sie das schon für das Bewegungssystem kennengelernt haben. Unseren Körper haben wir bei Aufregung besser im Griff als den Atemfluss – so verrät uns das Zittern unserer Stimme eher als unsere Körperhaltung.

Der Impuls eines durch Prāṇāyāma veränderten, also langen und gleichmäßigen Atems nutzt diese Zusammenhänge, um nun umgekehrt seinerseits Einfluss zu nehmen auf die vegetativen Steuerungssysteme und die psychische Befindlichkeit. Wir hatten schon darüber gesprochen, wie unterschiedlich eine Atempraxis in Abhängigkeit davon wirkt, ob dabei mehr die Einatmung oder die Ausatmung betont wird. Jede Betonung der Einatmung erhöht den inneren Spannungszustand. Bei der therapeutischen Arbeit werden jedoch sehr viel häufiger die Wirkungen einer Verlängerung der Ausatmung angestrebt, woraus Verbesserungen von Schlafstörungen, Bluthochdruck, Stressmanagement, psychischen Ungleichgewichten, Wechseljahressymptomen und Atemsystemerkrankungen resultieren.

Zu einigen Wirkspektren gibt es belastbare positive Untersuchungsergebnisse und sogar einige sehr vielversprechende Erkenntnisse über das »Wie«, besonders was die Auswirkungen des Atemrhythmus auf Emotionen angeht. Doch die Forschungslage zur Wirksamkeit von Atemübungen ist nach wie vor unbefriedigend, die Zahl der seriösen Studien noch sehr überschaubar.

Allerdings erlaubt der heutige Wissensstand durchaus einige gut begründete Schlussfolgerungen und Hypothesen zu den Mechanismen, über die die Atemübungen des Yoga ihre Wirkung entfalten. Zu den letzteren gehören zum Beispiel die guten Ergebnisse von Atemübungen bei Regulationsstörungen des weiblichen Hormonsystems in den Wechseljahren. Hitzewallungen, Nervosität und Reizbarkeit, Konzentrationsschwäche und Schlafstörungen sind unserer Erfahrung nach mit entsprechenden Atemtechniken sehr gut beeinflussbar.

Die Wirkungen können sich aus einer veränderten vegetativen Regulation ableiten lassen – wie dies im Detail geschieht, muss noch offen bleiben. Ein weiterer Wirkmechanismus ist möglicherweise dem aus der Physiologie bekannten Zusammenhang zwischen Atemfrequenz und -rhythmus einerseits und der Periodik der weiblichen Hormonausschüttung und -regulation andererseits geschuldet. Untersuchungen dazu liegen indessen noch nicht vor. Sicher jedoch ist, dass die Wirkungen von Yogapraxis sich nicht über eine Erhöhung der Östrogenausschüttung erklären lassen, wie dies manchmal behauptet wird.[1]

Der Atem und die psychische Befindlichkeit

Dass Atem und Psyche eng miteinander verbunden sind, ist eine Alltagserfahrung. Das genaue »Wie« ist aber noch Gegenstand wissenschaftlicher Forschung und Diskussion. Einige experimentelle Untersuchungen weisen auf die besonders engen Verbindungen hin, die zwischen dem Atemzentrum und dem Gehirngebiet des sogenannten Mandelkerns gefunden wurden. Dem Mandelkern wird eine wichtige Bedeutung bei der Entstehung und Formung von Angst und Panik zugesprochen. Das Zusammenspiel von Atemzentrum und Mandelkern wiederum gilt als bedeutender Teil der Steuerung und Koordination nahezu aller vegetativen Prozesse eines Menschen. Atemzentrum, Vegetativum und Emotionen bilden also ein dichtes Beziehungsgeflecht; bei der Erklärung der Wirkungen von Prāṇāyāma werden diese Vernetzungen vermutlich eine große Rolle spielen.[2]

Der über die Atemübungen mögliche Einfluss auf die innere Gestimmtheit kommt im Zusammenhang mit dem therapeutischen Umgang mit Stress, Depression, Angsterkrankungen, innerer Unruhe und Erschöpfungszuständen ebenso zum Tragen wie bei Grübelzwängen und Schlaflosigkeit.

Ein spezielles Feld: chronischer Schmerz

Chronischer Schmerz hebt den Stresspegel dauerhaft an und dieser verstärkt in einem Circulus vitiosus seinerseits wieder die Schmerzempfindlichkeit.

Hier bewähren sich alle drei Übungselemente des Yoga gerade in ihrem nahtlosen Zusammenspiel. Atemübungen wirken sich positiv auf die mannigfachen Wege der vegetativen, neuralen und hormonellen Systeme von Schmerzempfindung, Schmerzweiterleitung und körpereigener Schmerzmodulation sowie die Schmerzhemmung in ihrer gesamten Dynamik aus. Aber auch die Meditation kann hier eine sehr wichtige Rolle spielen. Da sich chronische Schmerzen – gleich welchen Ursprungs – mit Bewegungsangst, Bewegungsarmut und muskulärer Fehlspannung verbinden, nutzen wir in der Yogatherapie mit SchmerzpatientInnen neben Atemtechniken und Meditation auch intensiv die Arbeit mit Āsanas. In den Praxisvorschlägen lassen sich alle drei Mittel auf unterschiedliche Weise miteinander kombinieren und ergänzen.

Atemübungen bei Atemerkrankungen

Unter den Erkrankungen des Atemsystems sind es vor allem Asthma, COPD (Chronisch obstruktive Lungenerkrankung, meist die Folge langjährigen Rauchens) und chronische Bronchitiden, die mithilfe einer gezielten regelmäßigen Atemtherapie des Yoga verbessert werden können. Ihre wesentliche Wirkweise lässt sich aus den besonderen Veränderungen des Lungengewebes ableiten, die mit chronischen Atemwegserkrankungen einhergehen. Durch eine unvollständige Ausatmung wird das Abatmen »verbrauchter« Luft aus der Lunge erschwert, über die Jahre schließlich auch die Bewegung des Brustkorbs eingeschränkt. Dementsprechend müssen Menschen, die an Asthma, COPD oder chronischer Bronchitis leiden, für ein langes Ausatmen Sorge tragen. Atemtechniken wie die in der Asthmatherapie bewährte sogenannte Lippenbremse nutzen den positiven Effekt einer verlängerten und vertieften Ausatmung gegen erhöhten Widerstand. In ähnlicher Weise vermögen die verschiedenen Atemtechniken des Yoga den Strom des Ausatmens deutlich zu verlängern und effektiv zu kontrollieren. Gleichzeitig verbessern bestimmte Āsanas die Brustkorbbewegung. Zudem wirkt sich auch hier das Absenken von Stresspegel und Angst positiv aus.

Zwei Prinzipien der Atemarbeit

Aus unserer langen Erfahrung mit der Atemarbeit wissen wir, dass hier zwei Prinzipien besonders berücksichtigt werden müssen, die uns bei jeder Arbeit mit kranken Menschen leiten. Sie haben sie schon kennengelernt, als wir Ihnen die Grundprinzipien der Yogatherapie vorgestellt haben. Das eine ist das »Prinzip der kleinen

Schritte« (vinyāsa krama)[3], das andere das des »Maßschneiderns« (viniyoga). Gerade weil der Atem Psyche und Vegetativum sehr unmittelbar berührt, sind die genannten Prinzipien an dieser Stelle besonders wichtig – auch um negative Nebenwirkungen zu vermeiden.

Vielleicht erinnern Sie sich an Frau W. (s. S. 73 f), die Frau mit dem Asthma? Sie sollte in einer einfachen Übung (Cakravākāsana) summen, was schnell einen Hustenreiz auslöste. (Abb. 1)

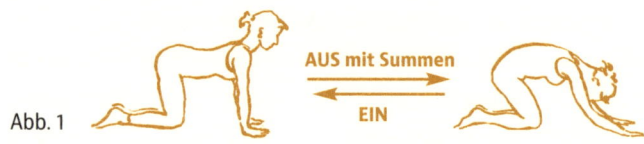

Abb. 1

Stattdessen schlug man ihr daraufhin zur Verringerung der körperlichen und der stimmlichen Anforderung vor, im Sitzen die Arme zu heben und diese mit dem Ausatmen wieder zu senken. (Abb. 2)

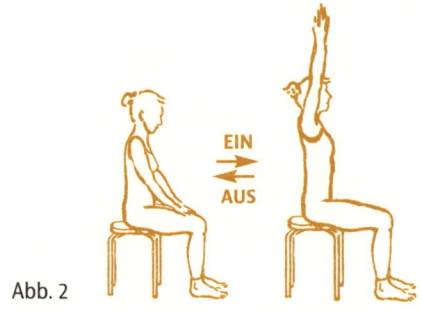

Abb. 2

Nachdem dies gut ging, bestand der folgende Schritt im Versuch, das Senken der Arme wieder mit einem Summton zu verbinden, also die stimmliche Anforderung wieder zu erhöhen, ohne Frau W. dabei körperlich mehr zu fordern. Das funktionierte. (Abb. 3)

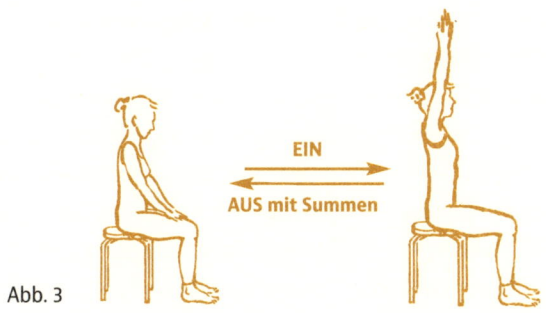

Abb. 3

Am Ende des Programms gelang Frau W. dank des Prinzips der aufeinander aufbauenden kleinen Schritte die Übung, die ihr zuvor unmöglich gewesen war. (Abb. 4)

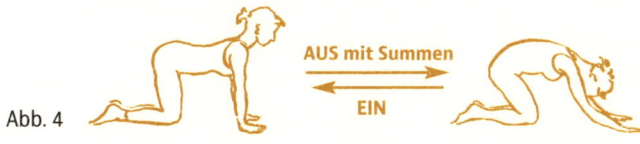

Abb. 4

Sie sehen: Wer den Atem zur Heilung oder Linderung einer Krankheit einsetzen möchte, kann weder schnell vorangehen, noch kann er auf vorgefertigte Übungsreihen bauen. Es gibt keine Yogatherapie »von der Stange«.

Meditation

Die Meditation setzt in der Yogatherapie sehr viele ähnliche Impulse wie eine intensive Atemarbeit und ist dabei – anders als Prāṇāyāma – die wissenschaftlich bisher am besten untersuchte Methode des Yoga.[4] Die Erkenntnisse dazu machen deutlich, worin die Stärken der Meditation liegen: Neben ihren positiven Wirkungen für die Behandlung von Bluthochdruck und Herzerkrankungen, Störungen des Immunsystems, stressbedingten Erkrankungen und Schlafstörungen leistet sie vor allem im Bereich der psychischen Befindlichkeit unverzichtbare Dienste.

Viele Untersuchungen, die meisten aus den USA, belegen inzwischen den Einfluss von Meditation auf die Steuerungsprozesse unseres Körpers. Allen voran widmet sich die Stressforschung in immer umfangreicherem Maße der Meditation und zeichnet dabei ein anschauliches Bild davon, wie Meditation auf die vegetativen Stellgrößen unseres Körpers einwirkt. Diese Beeinflussung schlägt sich in der Senkung eines erhöhten Blutdrucks und der Verbesserung einer vegetativen Regulation des Herzens bei Menschen mit Herzkranzgefäßerkrankungen nieder, es zeigt sich aber ebenso in der Steigerung der Immunantwort bei HIV-Erkrankten. Die Liste der positiven Wirkungen von Meditation ist lang.

Wie dies alles im Einzelnen geschieht, ist vorerst zwar noch nicht hinreichend geklärt, aber einige Zusammenhänge lassen sich schon erkennen. Zum Beispiel zeigte sich, dass durch Meditation der Hypothalamus beeinflusst wird und dieser wiederum das vegetative Nervensystem und andere Steuerungsprozesse regulierend stimuliert. Den gleichen inneren Mechanismus vermutet man bei der Wirkung von Meditation auf chronische Erkrankungen. Man weiß heute, dass bei vielen chronischen Leiden angemessene Reparaturprozesse und Kompensationsmechanismen des Körpers durch eine schädigende Aktivierung der Stresshormone behindert werden. Eine besondere Rolle spielt dabei offensichtlich das schon erwähnte Hormon Cortisol. Eine regelmäßige Meditation senkt nachweislich effektiv und schon nach wenigen Wochen Yogapraxis das Stressniveau. Untersuchungen zu den Auswirkungen von Meditation auf Angsterkrankungen und Depressionen belegen auch hier positive Wirkungen. Sie lassen sich desgleichen in organischen Veränderungen bestimmter Hirnstrukturen nachweisen.

Ein ganz besonderes Feld von Meditationswirkungen betrifft die Arbeit an der Persönlichkeit. Selbstbild, Selbstverständnis, Selbstbewusstsein, Akzeptanz, Perspektivenwechsel ... das alles sind Themen, die die Meditation in sehr spezifischer Weise berührt. Darauf werden wir im nächsten Kapitel noch einmal zurückkommen.

# Kapitel 10

Wie der Geist heilt[1]

Verhinderung krank machender Muster

Um die Wirkung von Yogatherapie zu erklären, haben wir Ihnen im 8. Kapitel drei Bereiche menschlicher Lebensprozesse vorgestellt: das Bewegungssystem, die neuronalen und hormonellen Regulationssysteme und schließlich das Mentale, unseren Geist. Dabei zeigte sich, dass diese Bereiche nur in ihrer großen Verbundenheit und Abhängigkeit voneinander zu verstehen sind. Da der Geist im Heilungsprozess eine besondere Rolle spielt, soll es an dieser Stelle nochmals ausführlich um dieses Thema gehen. Die Fragen, die sich in diesem Zusammenhang vor allem stellen, lauten: Welche Beziehungen bestehen zwischen Geist und Gesundheit? Auf welche Weise kann das Mentale Heilungsprozesse unterstützen? Wie kann ein Mensch auf seine innere Befindlichkeit Einfluss nehmen? Welche Wirkungen kann man von einer solchen Intervention erwarten?

Stimmungen, Gefühle, Wahrnehmungsmuster, Einstellungen und Erwartungen haben einen Einfluss auf die vielfältigen Regulationssysteme des Körpers und damit auch auf die Entwicklung von Gesundheit und Krankheit. Die wissenschaftliche Suche nach den Ursachen stressbedingter Erkrankungen liefert uns wichtige

Erkenntnisse darüber, wie die mentalen Befindlichkeiten eines Menschen seine Körperfunktionen beeinflussen. Warum kann Stress krank machen? Jeder Mensch reagiert auf besondere, vor allem auch unerwartete Herausforderungen mit einer festen Abfolge neuronaler und hormoneller Reaktionen. Sie bilden eine Struktur, die heute gerne als »Stressachse« bezeichnet wird.[2] Der Mensch wird durch dieses System in die Lage versetzt, in kürzester Zeit die nötige Bereitstellung lebensnotwendiger Ressourcen perfekt zu organisieren. Unter bestimmten Umständen kann das System aber auch zum Ausgangspunkt krank machender Impulse werden – so zum Beispiel, wenn das intensive und andauernde Gefühlserleben, einer Anforderung nicht gewachsen zu sein, diese Stressachse unter Daueraktivierung stellt. Dann gerät sie rasch zum Zentrum einer Kaskade schwerwiegender Fehlregulationen. Die gesundheitlichen Folgen reichen von einer Schwächung der Immunabwehr bis zu Veränderungen des Gehirnstoffwechsels, die das Entstehen einer Depression begünstigen.

Die Ergebnisse der Stressforschung zeigen, dass bestimmte mentale Muster des Erlebens und Verarbeitens ein flexibles und angemessenes Arbeiten zentraler Regulationssysteme des Körpers verhindern und so den Weg zu einer Krankheit bahnen können[3]. Doch Vorsicht: Weder macht intensiver Stress immer krank noch lassen sich eindeutige Zusammenhänge zwischen bestimmten mentalen Strukturen und der Wahrscheinlichkeit des Auftreten ganz bestimmter Erkrankungen nachweisen. Die Forschung der letzten dreißig Jahre zeigt sehr einhellig auf, dass der Weg von einer belastenden mentalen Struktur zur Krankheit nie geradlinig und vorhersehbar abläuft. Die Hypothese etwa, Krebserkrankungen oder Migräne knüpften sich an besondere mentale Strukturen, Stimmungen oder Gefühle, haben sich in vielfältigen Untersuchungen als falsch herausgestellt. Es gibt weder eine »Krebs«- noch eine »Migränepersönlichkeit«. Und auch simple psychologisierende »Erklärungen« sind widerlegt: Einen Hörsturz bekommen nicht jene

Menschen vermehrt, die ein Zuhören-Müssen als Überlastung erleben. Tatsächlich kann jede Überlastung mit dem daraus resultierenden Stress einen Hörsturz auslösen. Das Zusammenspiel genetischer Faktoren mit der individuellen Biografie, den aktuellen Lebensumständen und vielem anderen mehr ist vielschichtig und so komplex wie die Ursachen für das Entstehen körperlicher Störungen. Deshalb können schreckliche Krankheiten auch Menschen ereilen, die glücklich und zufrieden sind und »mit sich im Reinen« leben.

Kein Zweifel mehr besteht aber heute darüber, dass die Heilung jeder körperlichen und geistigen Störung durch eine übermäßige und andauernde Aktivierung der Stressachse behindert wird. Wird Stress hingegen reduziert, eröffnet dies den körpereigenen Regulationssystemen wieder mehr Raum, sodass Ungleichgewichte beseitigt werden und therapeutische Interventionen eine größere Wirksamkeit entfalten können.

Durch die Eindrücklichkeit dieser Erkenntnisse gewinnen präventive und therapeutische Programme zur Stressreduktion auch in der etablierten Medizin eine immer größere Bedeutung. Ein Beispiel dafür ist die dort zunehmende Verbreitung eines in seiner positiven Wirkung vielfach bestätigten Kursangebots, das sich »Mindfullness Based Stress Reduction (MBSR)« nennt (»Achtsamkeitsbasierte Stressreduktion«)[4]. Es handelt sich dabei um ein Programm, in dem die in diesem Buch vorgestellten Techniken des Yoga eine zentrale Rolle spielen: achtsam praktizierte Āsanas, Entspannungstechniken, Meditationsübungen und die Auseinandersetzung mit hinderlichen Denk- und Verhaltensmustern. Die Reduktion krank machender Stressreaktionen ist demnach eine der am besten dokumentierten Wirkungen von Yoga.

Eigenaktivierung heilender Ressourcen

In einem zweiten Schwerpunkt der Diskussion zum Einfluss des Geistes auf Krankheitsprozesse geht es um die Frage, ob und wie bestimmte mentale Einstellungen und Stimmungen die menschlichen

Regulationssysteme positiv modulieren, also eine direkte Aktivierung heilender Ressourcen bewirken können. Während zum Wie noch vieles zu klären bleibt, besteht über das Ob inzwischen Klarheit: Menschen können über bestimmte Einschätzungen, Vorstellungen und Überzeugungen in nachweisbarer Weise positiv Einfluss auf ein Heilungsgeschehen nehmen. Mit anderen Worten: Wenn Sie wirklich daran glauben, dass Ihnen etwas helfen wird, werden Ihre Chancen auf die Entfaltung der heilenden Wirkung erhöht. Dabei macht es bezogen auf Ihr Vertrauen in eine bestimmte Therapie keinen Unterschied, ob es sich um ein Medikament, eine Operation, eine Yogapraxis oder ein therapeutisches Gespräch handelt. Umgekehrt gilt: Fehlt es Ihnen an Vertrauen oder empfinden Sie gar eine Ablehnung gegenüber einem Medikament, einer Therapeutin oder einem chirurgischen Eingriff, so provoziert dies in Ihnen Prozesse, die den therapeutischen Erfolg mindern.

Dass unser Wissen über das Zustandekommen dieser Wirkung in den letzten Jahren so enorm zugenommen hat, liegt an der immer intensiveren Erforschung des sogenannten Placeboeffektes, der in der Medizin lange Zeit zu Unrecht ein Schattendasein führte. Kurz gesagt beschreibt er folgendes Phänomen, das wir aus vielen aktuellen Untersuchungen über die Wirkung von Schmerzmitteln kennen: Wird ein Scheinmedikament zusammen mit der Information verabreicht, es sei ein starkes Schmerzmedikament, so kann dies bei einem Patienten zu einem relevanten schmerzmildernden Effekt führen. Auf der anderen Seite schwächt sich die Wirkung selbst starker Opiate dann ab, wenn sie bei ihrer Verabreichung als unwirksame Medikamente beschrieben werden. Das ist für sich genommen schon eine erstaunliche Tatsache. Das Wichtigste daran aber ist: Diese Effekte sind keineswegs »eingebildet« in dem Sinne, dass sich jemand den spürbaren Einfluss auf sein Schmerzerleben nur »einredet«. Vielmehr kann man heute bei solchen Experimenten über die computertomographische Erfassung von Veränderungen der Aktivität bestimmter Gehirnregionen eine tatsächliche Verringerung der Schmerzimpulse bildlich nachweisen.[5] Auch die Mechanismen, die diesen Effekt ermöglichen, wurden dank der Untersuchungen zu den Wirkungen von Medikamenten und Therapien grundsätzlich klar, wenngleich Placeboeffekte hier ausschließlich als Störungen angesehen und dahingehend untersucht worden waren. Entsprechend negativ waren die Assoziationen, wenn von Placeboeffekten die Rede war. Inzwischen stellt sich die Situation ganz anders dar.[6] Heute ist nachgewiesen, dass es sich bei dem Placeboeffekt nicht um eine *Täuschung* über eine *Wirkung* handelt. Vielmehr wird mit dem Placeboeffekt eine mögliche Täuschung über die *Ursache* einer Wirkung beschrieben: Während Sie glauben, es sei ein wirksames Schmerzmittel, das Ihnen die Kopfschmerzen erträglicher gemacht hat, haben Sie in Wirklichkeit durch ein Wirkversprechen Ihr Potenzial körpereigener Mechanismen angestoßen, das den Prozess der Schmerzentstehung, Weiterleitung und Modulation in Ihnen verändert hat.

In den oben beschriebenen Experimenten gelingt dies allerdings nur mithilfe eines Tricks: Man muss Sie belügen.

Das Potential, das dem Placeboeffekt offensichtlich zugrunde liegt, lässt sich jedoch auch gezielt und ganz bewusst nutzen, also ohne die Zuhilfenahme einer »Selbsttäuschung«. Wie dies gelingen kann, ist inzwischen Gegenstand intensiver wissenschaftlicher Forschung geworden. Dabei zeigt sich erwartungsgemäß, dass die Aktivierung innerer Heilkräfte schon immer einen mehr oder weniger wichtigen Anteil an jedem Heilungsprozess hat. Der Begriff Placebo ist für diese Vorgänge eigentlich ganz passend, heißt er doch wörtlich übersetzt: »Es möge (mir) gefallen.« Augenscheinlich verfügt das menschliche System über Mechanismen, erwünschten Wirkungen durch mentale Prozesse den Weg zu bereiten – umgekehrt ist der Geist in der Lage, Wirkungen eines von außen gegebenen Einflusses abzuschwächen, sei es Regen, Kälte, ein unverdauliches Essen, aber eben auch die Wirkung eines Schmerzmedikamentes.

Dies alles lässt sich auch anders ausdrücken: Jede Einflussnahme, jede Manipulation, jede Therapie, der ein Mensch ausgesetzt ist, bleibt bis zu einem gewissen Grad »selbstbestimmt«. Nur wenn Sie Ihrem Arzt, Ihrer Ärztin vertrauen und damit zulassen, dass deren Einfluss auch maximale Wirkungen entwickeln kann, werden die verabreichten Medikamente den höchstmöglichen Effekt zeigen. Und wie für Medikamente trifft dies natürlich auch auf Yogaübungen zu. Es sind deshalb auch nicht unerklärliche Wunderheilkräfte besonderer TherapeutInnen, die fördernd auf einen Heilungsprozess einwirken. Vielmehr ist es das Selbstheilungssystem der KlientInnen allein, das durch die Wertschätzung der TherapeutInnen mobilisiert wird. Echte Empathie und Zuversicht auf der therapeutischen Seite kommen also immer dem Gesundungsprozess der PatientInnen zugute.

Mit dem »Heilfaktor Beziehung« wird in verschiedenen Therapieformen unterschiedlich umgegangen. Ein Chirurg wird dafür zum Beispiel in einer einfühlsamen und ausführlichen Patientenaufklärung seine Kompetenz und Erfahrung in die Waagschale werfen. Die Vorgehensweise in bestimmten Formen der Psychotherapie wiederum besteht in der gezielten Arbeit am Aufbau einer intensiven und besonderen Beziehung, wobei die damit verbundenen Emotionen und Erwartungen im therapeutischen Prozess selbst thematisiert und genutzt werden. In der Yogatherapie sind es das ehrliche Interesse und die den KlientInnen vermittelte (nicht einfach behauptete, sondern gut begründete) Zuversicht, die für den »Heilfaktor Beziehung« bestimmend sind, gestützt auf die Kompetenz und die Erfahrung des Yogalehrers, der Yogalehrerin.

»Ich kann selbst zu meiner Gesundung beitragen«

Ein wichtiger Aspekt für die mentale Unterstützung von Heilung ist die sogenannte Selbstwirksamkeitserwartung. Sie lässt sich als eine besondere Form der im Zusammenhang mit dem Placeboeffekt diskutierten Wirkungen verstehen und ist schon länger Gegenstand vielfältiger Forschung. Hier geht es nicht um das Vertrauen in Hilfe von außen. Gefragt wird vielmehr danach, wie viel Vertrauen ein Mensch in seine eigenen Möglichkeiten setzt und welchen Einfluss dies auf den Heilungsprozess hat. Gerade bei chronischen Erkrankungen konnte man zeigen, welche positiven Wirkungen auf den Krankheitsverlauf von einem großen Vertrauen in die eigene Kraft ausgehen, wie positiv sich also eine hohe Selbstwirksamkeitserwartung auswirkt. Leidet man etwa unter starken Rückenproblemen, so sind die Chancen dafür, dass diese Schmerzen nicht chronisch werden, ungleich größer, wenn man nicht allein einer Spritze oder Massage Linderung zutraut, sondern davon überzeugt ist, die Schmerzen durch eigenes Tun in den Griff zu bekommen.[7]

Die Stärkung der Selbstwirksamkeitserwartung ist ein ganz wesentlicher Aspekt einer jeden Yogatherapie. Sie entwickelt sich ohne besonderes Zutun entlang der Erfahrungen, über die im Zusammenhang mit einer Yogapraxis häufig berichtet wird: Durch eigenes Üben wird eine positive Veränderung bewirkt, ein Status quo gehalten oder eine Verschlechterung hinausgezögert und dies schlägt sich nieder im Gefühl, selbst wieder zum handelnden Subjekt zu werden und Einfluss nehmen zu können. »Svatantra«, mein »eigenes Werkzeug« sein, für mich selbst stehen können, gilt dem Yoga nicht ohne Grund als zentrales Anliegen jeder regelmäßigen Praxis.

Ein heikles Thema: Akzeptanz

Nicht nur im Yoga stellt sich bei der Diskussion um einen angemessenen und heilsamen Umgang mit Leid und Krankheit immer wieder die Frage nach der Akzeptanz. Welche Rolle spielt die Fähigkeit, eine Krankheit mit all ihren Konsequenzen annehmen zu können, für den Heilungsprozess? Das Akzeptieren-Können erhält natürlich dann eine ganz besondere Bedeutung, wenn eine Therapie keine völlige Gesundung erwarten lässt, was bei vielen chronischen Erkrankungen der Fall ist. Die Frage nach der Akzeptanz eines Leidens stellt sich aber ebenso bei jedem akuten gesundheitlichen Problem eines Menschen.

Ob es nun bewusst geschieht oder nicht: Ein Akzeptieren stellt schon die erste Voraussetzung dafür dar, dass Sie sich überhaupt auf einen therapeutischen Prozess einlassen. Sie verschließen die Augen nicht mehr vor der Tatsache, dass Sie krank sind. Alle KlientInnen, deren Geschichten wir Ihnen in diesem Buch beispielhaft erzählt haben, hatten diesen ersten Schritt schon hinter sich, als sie sich für einen therapeutischen Versuch mit Yoga entschieden.

Verstand und Gefühl verhalfen ihnen zu der Einsicht, dass etwas nicht gut lief, dass die Situation ernst war, dass sie nicht so weitermachen sollten wie bisher. Wer akzeptiert hat, dass sein Knie so geschädigt ist, dass es einer besonderen Beachtung, Aktivität, Zuwendung und somit Unterstützung durch Üben bedarf, wird initiativ. Er wird auch nicht allzu viel Mühe haben, regelmäßig ein Yogaprogramm zu üben. Was aber ist, wenn sich trotz aller Bemühungen nur wenig verbessert oder sich eine Erkrankung als ein kompliziertes, chronisches oder lebensbedrohliches Leiden entpuppt?

Unendlich schwierig anzunehmen sind solche Situationen, und dennoch spricht die Erfahrung der Betroffenen eine eindeutige Sprache: Das Akzeptieren einer aktuellen Realität wird fast immer als Entlastung erlebt, reduziert Ängste und Stress und bietet die besten Chancen, gesunde Ressourcen zu aktivieren. Akzeptanz fordert keineswegs ein euphorisches Willkommenheißen, kein »Umarmen der Krankheit«, wie man es hier und da hört. Es geht nicht darum, seine Krankheit zu lieben – auch die Immunabwehr des Körpers reagiert in keiner Weise freundlich auf Viren, Bakterien oder Krebszellen. Es geht um nicht mehr und nicht weniger als ein nüchternes Konstatieren einer neuen, besonderen Situation.

Das ist angesichts einer ernsthaften Erkrankung alles andere als einfach und braucht oft viel Zeit. Jede zuratende Aufforderung zur Akzeptanz wirkt dabei in der Regel kontraproduktiv, selbst wenn sie gut gemeint ist. Viel zu oft wird das Thema der Akzeptanz von Krankheit auch im Gewand gewichtiger spiritueller Weisheiten eingebracht. All das macht Betroffene noch einsamer, als sie sich in ihrer Situation sowieso schon fühlen.

Akzeptieren zu lernen, so wie wir es verstehen, heißt dagegen: Einen ganz persönlichen Weg zu finden, mit einer Krankheit angemessen umzugehen. Ob und wie sehr dies jemandem gelingt, zeigt sich vor allem daran, wie tragfähig sich getroffene Entscheidungen erweisen – zum Beispiel für oder gegen eine Chemotherapie –, daran, wie gut jemand die immer wieder drohende innere Unruhe, Sorge und Angst bewältigen kann oder auch daran, wie sehr jemand davor gefeit ist, kopflos Heilung in undurchsichtigen und wirkungslosen Therapieangeboten zu suchen.

Perspektivenwechsel

Eine Krankheit vermittelt oft das Gefühl, ihr ausgeliefert und hilflos zu sein. Die Art und Weise, wie kranke Menschen sich in ihrer Krankheit erleben, kann sich aber sehr wohl verändern. Gerade bei chronischen Erkrankungen ist ein Wechsel der Perspektive ausgesprochen wichtig. Dann wird erfahrbar: »Ich bin mehr als meine Krankheit.«

Die Chance eines Perspektivenwechsels wird für bestimmte Bereiche psychischer Erkrankungen wie Depressionen, Süchte und Angststörungen schon lange diskutiert. Inzwischen schreiben fortschrittliche TherapeutInnen diesem Thema eine wichtige Rolle für die Heilung zu – und zwar hinsichtlich jeder Art von chronischen Erkrankungen – und versuchen auf unterschiedliche Weise, bei ihren PatientInnen einen solchen Perspektivwechsel anzustoßen.

Aus einem neuen Blickwinkel auf sich selbst zu schauen gelingt nicht von heute auf morgen; eine solche Sicht kann aber erlernt werden. Die Yogatherapie schafft Gelegenheiten dafür durch das Üben. Hier kann ein kranker Mensch sich für die Zeit seiner Praxis besser, aktiver oder auch fröhlicher fühlen als gewöhnlich. Plötzlich sind Dinge möglich, die er nicht erwartet hätte: zum Beispiel ein schmerzfreies Bewegen oder eine wohltuende Stille während der

Praxis trotz der sich Tag und Nacht drehenden Gedankenkreisel. Die Stimmung ist für einige Zeit hell, Dauerschmerzen haben sich für ein paar Minuten oder Stunden verringert oder gelegt. Auf diese Weise erleben die Übenden eine Wirklichkeit, die sich für eine gewisse Zeit als Alternative gegen das ebenfalls erlebte Leid behauptet. Die Eindimensionalität des Selbsterlebens als Opfer der Krankheit wird in Frage gestellt. Darin liegt die Chance, dieses Leid als nur einen Zustand neben anderen zu relativieren. Enttäuschung und Frustration können jetzt als vorübergehend und veränderbar wahrgenommen werden. Man versteht, dass sie als Empfindungen nur ein Teil des Selbst sind; dass auch Kompetenz und Zuversicht dazu gehören, dass immer beides existiert.

Dies einmal erfahren zu haben genügt allerdings nur selten für einen sicheren Wandel des Selbsterlebens. Die Erfahrung muss sich viele Male wiederholen, in jeder Übungspraxis aufs Neue – und schließlich auch im Alltag. Auf diese Weise bekommen kranke Menschen wieder Zugang zu ihren Ressourcen. Wir beobachten, dass in diesem Prozess nach und nach ein neuer, dauerhafter Standpunkt gefunden werden kann zu Einschränkungen, Funktionsstörungen, Schmerzen oder Missstimmungen. Das genau meint Perspektivenwechsel. War jemand vorher befangen und gefangen in der Dynamik seiner Krankheit, so kann er von einem neuen Blickwinkel aus auf sich selbst schauen und sich als jemanden wahrnehmen, der *unter anderem* krank ist. Er hat einen inneren Abstand zu seinem Leid bekommen.

Vielleicht fällt Ihnen an dieser Stelle das Schlagwort ein: »positiv denken«. Es ist eine viel genutzte und effiziente Methode, um den neuen Standpunkt zu finden, von dem hier die Rede ist. Aber auch hier gilt: Ein positives Assoziieren heißt nicht, die Wirklichkeit zu verdrängen; richtig verstanden und genutzt soll es Ihnen nicht einreden, alles sei »nicht so schlimm«. Nein – gerade weil alles so schlimm ist, sind positive Assoziationen nötig, ist es nötig, Ziele zu haben und Wünsche zu formulieren.

Wenn man krank ist, sind die Ausgangsbedingungen für einen Perspektivwechsel einerseits ungünstig. Der Blick aus einer Perspektive der Einschränkung, die mit jeder Erkrankung auftaucht, ergreift schnell die Identität der ganzen Person, während der Zugang zu dem – gleichfalls zum eigenen Selbst gehörenden – »gesunden« Teil der Persönlichkeit schwerfällt. Andererseits entwickelt ein kranker Mensch immer eine größere Achtsamkeit für sich selbst. Bleibt diese nicht in Enge, Besorgnis und eingeschränkter Wertung befangen, sondern speist sich aus einem beruhigten Gemüt, dann kann sie zu einer Hilfe werden. Aus dem neuen Blickwinkel eröffnet sich die Möglichkeit, vorhandene Lücken in der Mauer des Leids zu finden. Im Bewusstsein jedes kranken Menschen ruht verborgen die Gewissheit, dass er gesunde Funktionen und Stärken hat. Einen Blick auf diese Gewissheit zu erhaschen – bildlich gesprochen: den zerrissenen Faden zu ihr wieder zu knoten – stellt einen wichtigen Faktor im Heilungsprozess dar.

Verbindung heilt

»Yoga ist Verbindung«[8] – ein Verständnis von Yoga, das der Yogalehrer T.K.V. Desikachar nie müde wurde zu betonen. Nahegelegt wird dieses Verständnis schon durch den Namen selbst: »Yoga« ist eine Ableitung aus der indoeuropäischen Wortwurzel »yuj«, aus der sich auch das deutsche Wort »Joch« ableiten lässt: Ein Joch verbindet zwei Ochsen miteinander in einem hölzernen Geschirr. So können sie einen Pflug oder Wagen ziehen, für den ein Tier alleine zu schwach wäre.

Das Bild steht auch für einen wichtigen Aspekt des Yoga im therapeutischen Prozess: In-Verbindung-Sein stärkt jene Kräfte in einem Menschen, die Gesundheit und Heilung fördern.[9] Was jedoch ein ernsthaft kranker Mensch als wichtige und unterstützende Verbindung erlebt, präsentiert sich im therapeutischen Gespräch sehr vielgestaltig. Dazu gehört das schon oft angesprochene Sich-in-Verbindung-fühlen-Können mit dem eigenen Körper, der eigenen Kraft, den eigenen Wünschen und Hoffnungen. Genauso ist die Verbindung mit Menschen, die ihm helfen, wenn er krank ist, ein Teil davon: mit Menschen, die trotz Einschränkungen und Beschwerlichkeiten mit ihm seinen Alltag leben, mit Menschen, die ähnliches Leid erleben oder erlebt haben. Und nicht selten geht es dabei auch um etwas über all das hinaus, um etwas, das Sicherheit geben oder Trost spenden kann.

In diesem Sinne hat der Neurobiologe Gerald Hüther einmal treffend beschrieben, was nach heutigem Wissen die Heilung unterstützt. Es ist das Vertrauen, selbst zur eigenen Heilung beitragen zu können, also das Gefühl der Selbstkompetenz. Es ist auch das Vertrauen, dass mir jemand zur Seite stehen wird, wenn ich es allein nicht schaffe. Schließlich geht es um das Vertrauen, dass ich in dieser Welt gehalten bin und es wieder gut wird.[10]

Ein solches Vertrauen und das Herstellen solcher Verbundenheit sind keine Selbstverständlichkeiten. Sie entwickeln sich erst aus einer bestimmten inneren Gestimmtheit heraus, aus einer Offenheit und der Fähigkeit der Zuwendung zu sich selbst. Den Weg dorthin fasst der Philosoph Ernst Tugendhat treffend zusammen: »Menschen können, statt in ihren Zielen und Sorgen aufzugehen, sich in sich sammeln und eine affektive Ausgeglichenheit anstreben«, und er fügt weise hinzu: aber »sie müssen das nicht«; und weiter: »...sie können in diesem Gesammeltsein sich angesichts der übrigen Welt relativieren«, allein auch dies »müssen sie nicht«[11]. Aber oft können sie es und tun dies auf die verschiedenste Art und Weise. Manche in ihrem religiösen Glauben an Gott, einen »Urgrund« oder eine besondere, transzendente, alles durchdringende Kraft. Viele andere gehen stattdessen einen anderen Weg, einen säkularen – wie Tugendhat selbst –, und fühlen sich eingebettet in diese Welt, zu der Krankheit und Tod ebenso gehören wie Liebe, Freude, Genuss. Im Spüren und Vergegenwärtigen, ein Teil all dessen zu sein, finden sie Kraft, Halt und Trost.

Sehr persönliche Einstellungen und Lebenserfahrungen prägen

ein solches Erleben, solche Gewissheit, und geben ihnen entsprechend viele Gesichter. Sie lassen sich nur selten einordnen in religiöse Dogmen oder gängige Vorstellungen darüber, was unter Spiritualität zu verstehen sei. Was ihnen jedoch gemeinsam ist, sind eben diese beiden Aspekte: Das Sich-verbunden-Fühlen und das Sich-selbst-Relativeren. Beides macht gelassener, ruhiger, verständiger, offener und lässt unvermeidbares Leid besser ertragen.

Die hier vorgestellten Konzepte und Techniken des Yoga bewähren sich dabei als verlässliche Hilfe, dem menschlichen Geist die Möglichkeit des Sich-Verbindens zu eröffnen und zu erhalten, unabhängig davon, wie die persönliche Ausgestaltung dieses Verbunden-Seins im Einzelnen aussehen mag. Eine angemessene und umfassend konzipierte Yogapraxis kann dazu beitragen, den durch die Dynamik von Schmerz, Einschränkung, Sorgen und Ängsten oft verstellten Blick auf das Verbunden-Sein mit Anderen und Anderem zu öffnen. Wahrnehmung und Empfänglichkeit für andere Menschen, für das große Ganze, in dem sich die Einzelnen bewegen, können wachsen und – wenn die Umstände es zulassen – auch den heftigsten Stürmen eines Krankheitsverlaufs widerstehen.

Kapitel 11

Yogatherapie als Prozess

An vielen Stellen haben wir darauf verwiesen und auch anhand der Therapieverläufe möglichst eindrücklich darzustellen versucht, dass die Reaktion des menschlichen Systems auf eine Yogapraxis von vielschichtigen, vernetzten und in hohem Maße selbstorganisierten Prozessen bestimmt wird. Trotz der einheitlichen Grundstruktur aller Menschen bewirkt eine Yogapraxis Veränderungen, die stark individuell geprägt sind, durch die Anlagen einer Person ebenso wie durch den jeweils besonderen Verlauf einer Erkrankung oder Störung. Entsprechend unterschiedlich sind die zu beobachtenden Reaktionen, wenn verschiedene Menschen die gleiche Übungsabfolge praktizieren. Vorstellungen wie »Dieses Āsana hilft bei Migräne, jenes bei Menstruationsbeschwerden ...« entbehren deshalb jeder Grundlage. Vielmehr verlangt der Respekt vor der Komplexität menschlicher Lebensprozesse und Krankheitsverläufe ein besonderes Herangehen hinsichtlich der Therapie mit Yoga. Dieses lässt sich beschreiben als die unvoreingenommene Orientierung am therapeutischen Prozess.

Sich am therapeutischen Prozess orientieren heißt, die Wirkungen bestimmter Āsanas, Atemübungen oder Meditationen genau zu beobachten, diese ernst zu nehmen und als wichtige Informationen über die innere Dynamik der übenden Person zu deuten. Kurz gesagt, Yogatherapie verlangt eine prozessorientierte Kommunikation, Übungsauswahl und Übungsanweisung. Geleitet wird ein solches Vorgehen von den Erfahrungen des betroffenen Menschen mit der Übungspraxis und den beobachteten konkreten Veränderungen, wobei sowohl der objektivierbare Verlauf der Krankheit als auch deren subjektives Erleben maßgeblich sind. Und nicht zuletzt von einem fundierten Wissen der Therapeutin, des Therapeuten über die Anforderungen, mit denen die praktizierten Āsanas, Atem- und Meditationsübungen den oder die Übende konfrontieren.

Prozessorientiertes Verstehen

Die vorab gestellten medizinischen Diagnosen können für die Yogatherapie eine große Hilfe sein. Sie erlauben eine erste Orientierung, einen Eindruck von der Schwere einer Krankheit und vermitteln ein Wissen über die dabei möglichen Verläufe. Für die yogatherapeutische Arbeit liegt der Schlüssel zur Behandlung der Krankheit allerdings nicht in der schulmedizinischen Diagnostik und noch weniger in den mechanistischen und magischen Konzepten, mit denen vor 500 Jahren in Indien versucht wurde, die Entstehung von Krankheiten zu erklären (mehr dazu im Kapitel 13).

Eine Diagnose wie etwa »chronisch rezidivierendes LWS-Syndrom« (wiederkehrende Lendenwirbelsäulen-Schmerzen) hilft bei der Erarbeitung eines individuellen Āsanakurses, bei der Auswahl der Übungen und ihrer Varianten nicht viel weiter. Das gilt selbst noch für viele stärker differenzierende Diagnosen wie etwa: »LWS-Schmerzen bei Facettensyndrom« (Lendenwirbelsäulenschmerzen bei krankhafter Veränderung der kleinen Wirbelgelenke). Bei einer solchen Diagnose können wir davon ausgehen – und dies zu wissen, ist wichtig und hilfreich –, dass die Schmerzen nicht etwa von einer Nierenentzündung herrühren. Aber für die Entwicklung einer Yogapraxis braucht es ein eigenes, ein anderes Verstehen der Störung.

In der Behandlung mit Yoga nehmen wir uns dieser Aufgabe so an: Jede Übungsanleitung, die für einen Klienten, eine Patientin entwickelt wird, stellt implizite Fragen nach den Bedingungen und Umständen der Beschwerden, nach ihrer Beeinflussbarkeit, nach dem dadurch bewirkten Wandel der Symptome. Dazu muss die Übungspraxis genau strukturiert und für jeden einzelnen Klienten, jede Klientin bis ins Detail festgelegt sein: die Anzahl der Übungen, ihre Abfolge, die Zahl der Wiederholungen einzelner Übungsteile, die Häufigkeit der Praxis, manchmal sogar der Zeitpunkt der täglichen Übungsroutine. Die Übenden werden aufgefordert, ihr Befinden während und nach ihrer Praxis zu beobachten und den TherapeutInnen beim nächsten Zusammentreffen darüber zu berichten. Auch Veränderungen der Beschwerden im Alltag geben wichtige Hinweise auf die Belastbarkeit der PatientInnen sowie die Möglichkeiten und Risiken von Übungen.

Durch die so gewonnenen Informationen lässt sich nach und nach rekonstruieren, wie ein Mensch auf die Übungen reagiert, was wiederum Rückschlüsse zulässt auf wichtige Aspekte der Krankheit und ebenso auf die gesundheitlichen Ressourcen einer Person. Darüber hinaus wird auf diese Weise auch die Therapielinie sichtbar – wie also die Störung durch Übungspraxen beeinflusst werden kann. Im Vordergrund steht demnach nicht die Facettengelenkreizung in Abgrenzung zum Wurzelsyndrom, sondern beispielsweise die Tatsache, dass hier eine asymmetrische Rückenaktivierung eine größere Erleichterung verschafft als eine symmetrische oder dass schon leichte Drehungen der Wirbelsäule zur Zunahme einer Instabilität führen. Vielleicht wird auch erkennbar, dass die Betonung des Ausatmens sich deutlich auf den Spannungszustand der Gesamtmuskulatur auswirkt oder eine Entspannungsübung im Sitzen kontraproduktiv ist, weil der Rücken dabei schmerzt, oder dass die Schmerzreduktion manchmal nachhaltiger ist, wenn morgens geübt wird statt abends. Dies und vieles andere mehr lässt sich nur mithilfe der Erfahrungen herausfinden, die PatientInnen mit ihrem Übungsprogramm machen. Manche dieser Reaktionen sind – bei entsprechender Erfahrung der TherapeutInnen – aus der Bestandsaufnahme zu Beginn der Therapie zu erwarten, aber vieles überrascht auch sehr kompetente YogalehrerInnen immer wieder neu.

Im Verlauf dieses Prozesses wird immer klarer, welche Aspekte des Krankheitsgeschehens in den Augen der Betroffenen schwerer wiegen als andere, welche mehr im Vordergrund stehen, welche weniger. Bei Frau S. etwa, die Sie im Kapitel 4 kennengelernt haben, stellte sich heraus, dass es vor allem die Angst vor Bewegung war (von der Schmerztherapie auch als ein wichtiger ursächlicher Faktor für die Chronifizierung von Rückenschmerzen beschrieben), die ihre Beschwerden über die ersten Wochen und Monate der Yogaübungen hinweg deutlich bestimmte. Im weiteren Verlauf trat die Beseitigung des Ungleichgewichtes in der Beweglichkeit der verschiedenen Wirbelsäulenabschnitte in den Vordergrund der Behandlung, bevor wir uns in einer weiteren Phase den muskulären Verspannungen aufgrund der schmerzbedingten Fehlhaltung zuwenden konnten.

Dieses Beispiel macht deutlich, dass die Erfahrungen im Prozess des Übens individueller Praxen nach und nach ein immer besseres Verständnis für den Krankheitsprozess zulassen, und zwar auf einer Ebene, der eine unmittelbare Relevanz für die konkreten Praxisvorschläge zukommt. Um dieses Verständnis so weit zu entwickeln, dass eine daraus konzipierte Praxis schließlich dem Anliegen einer Person an Yoga wirklich angemessen ist, braucht es also Zeit.

Bei der Entwicklung unseres Therapieangebots über viele Jahre hinweg hat sich dafür ein Setting von insgesamt sechs Behandlungsterminen bewährt. Zwischen der ersten Konsultation bis zum sechsten Termin liegen mehrere Wochen, meist zwei bis drei Monate. Wie es dann weitergeht, bleibt gänzlich offen.

Manche KlientInnen hören mit dem Üben auf, wenn es erfolgreich war. Andere finden Gefallen an den positiven Wirkungen einer regelmäßigen Praxis. Wer von einer der vielen chronischen Erkrankungen betroffen ist, die nicht wirklich ausheilen können, findet in den Yogaübungen oft eine Stütze, die für ein Leben mit der Krankheit hilfreich ist.

An einem einfachen Beispiel, in dem es um die drei aufeinanderfolgenden Praxen von Herrn V. geht, möchten wir dieses prozessorientierte Vorgehen verdeutlichen. In den Praxiskursen sehr anschaulich darstellbar gestaltet sich dieser Therapieverlauf auch deshalb, weil er sich wesentlich auf körperliche Beschwerden beschränkte. Herr V. ist 45 Jahre alt und hat viele Probleme im Hals- und Kopfbereich, seit er sich vor zwei Jahren einer langwierigen Zahnbehandlung unterziehen musste. Fortan begleiten ihn starke Nackenspannungen und Verkrampfungen der Kiefer, nächtliches Zähneknirschen sowie eine große Empfänglichkeit für Erkältungen und Kopfschmerzattacken. Herr V. arbeitet als Bankkundenberater. Hat er viele Kunden am Tag, nehmen die Verkrampfungen deutlich zu; trinkt er am Abend zur Entspannung ein Glas Wein, so lassen die Verkrampfungen nach. Er kann sich 15 Minuten Zeit für die Yogaübungen nehmen, wenn er am späten Nachmittag nach Hause kommt. *(Kurs a – Herr V., Abb. S.151)*

»Keine Veränderung in der Kieferspannung«, sagt Herr V. nach zwei Wochen regelmäßigen Übens; das Zähneknirschen halte auch an. Angenehm sei aber ein Entspannungseffekt im Nacken-Schulter-Bereich, der sich nach dem Üben zuverlässig einstelle. Die erste Übung koste ihn immer etwas Überwindung; wenn er Kopfschmerzen habe, nähmen diese dabei anfangs sogar eher zu.

Der Hinweis auf die Zunahme von Kopfschmerzen führt zu einer Veränderung der Übung 1: Sie wird so abgewandelt, dass der Kopf nicht mehr so tief gesenkt wird; eine Lösung, die sich bewährte.

Bei der Überprüfung von Übung 2 stellt sich heraus, dass Herr V. die Arme entspannter ablegen kann, wenn er sie weiter ausbreitet. Eine dabei leise intonierte langgezogene Silbe (»paa«) öffnet seinen Kiefer, ohne dass er sich besonders gezielt (und deshalb vielleicht zu angestrengt) auf diesen für Verspannungen anfälligen Bereich konzentrieren muss.

Yogatherapie als Prozess

Kurs a – Herr V.

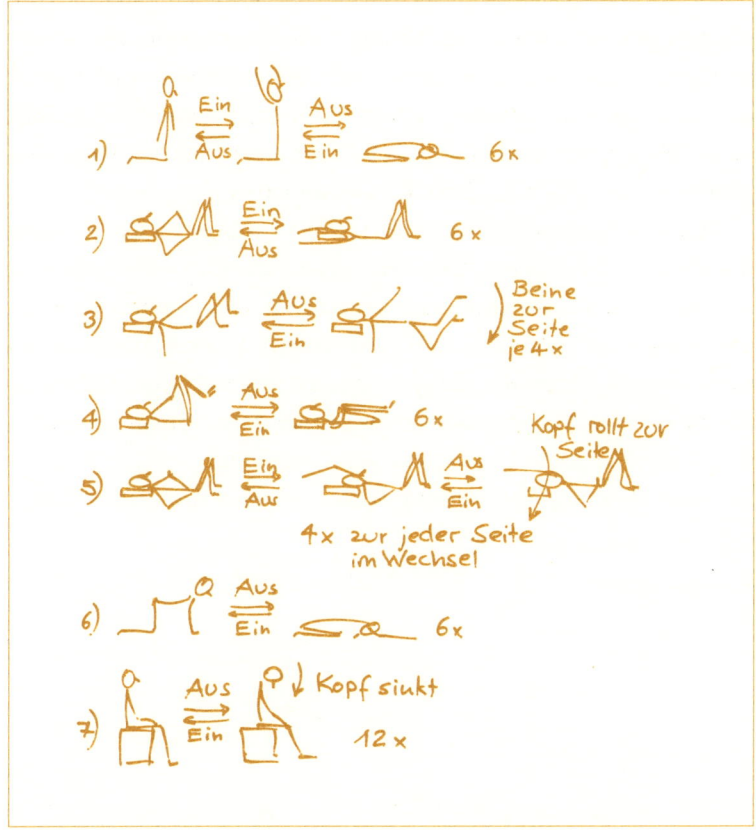

Auf Nachfrage hin, wünschte sich Herr V. nach einem bewegungsarmen, im Sitzen verbrachten Tag, seine Praxis mit Bewegung zu beginnen. Entsprechend fing der erste Kurs von Herrn V. mit einer Āsanasequenz an, die gleichzeitig auch Schultern und Nacken anspricht (Übung 1).
Bei Übung 2 steht nun die Bewegung der Schultern im Mittelpunkt. Dabei wurde der Kopf mit einem Kissen unterstützt, weil Herrn V. das Ablegen seines Kopfes sonst unangenehm war.
Übung 3 und 4 betonen die Ausatmung, bewegen, dehnen den gesamten Rücken auf sanfte Weise und haben entspannenden Charakter.
Übung 5 kennen Sie schon aus dem Selbstexperiment in Kapitel 8; sie entspannt durch Bewegung die verkrampfte Muskulatur des Schulter-Nacken-Bereichs.
In Übung 7 senkt und hebt Herr V. seinen Kopf im Atemrhythmus, was für den Nacken ebenfalls sehr spannungslösend wirkt.

Die Übungen 3, 4 und 5 bleiben, wie sie waren.

In der sechsten Übung legt Herr V. den Kopf auf einem Kissen ab; dies geschieht wie in der Übung 1, um Kopfschmerzen zu vermeiden. Das Senken des Kopfes in der siebten Übung wird ergänzt durch das aus der Übung 2 schon bekannte Intonieren der Silbe »pa«. Diese Praxis soll Herr V. nun über einen Zeitraum von drei Wochen üben. *(Kurs b – Herr V., Abb. unten)*

Als er wiederkommt, kann Herr V. alle Übungen längst auswendig. Zwar fand er das Intonieren der Silbe anfänglich »etwas albern«, aber es entspanne sein Kiefergelenk deutlich. Deshalb über er sie eigentlich ganz gerne. Die erste Übung löse nun keine Kopfschmerzen mehr aus, aber irgenwie fände er sie anstrengend, seine Lieblingsübung sei es nicht geworden, er freue sich dabei immer schon auf die zweite. Die letzte Übung sei etwas langweilig.

Auch in ihrer Abwandlung hatte sich also die erste Übung

Kurs b – Herr V.

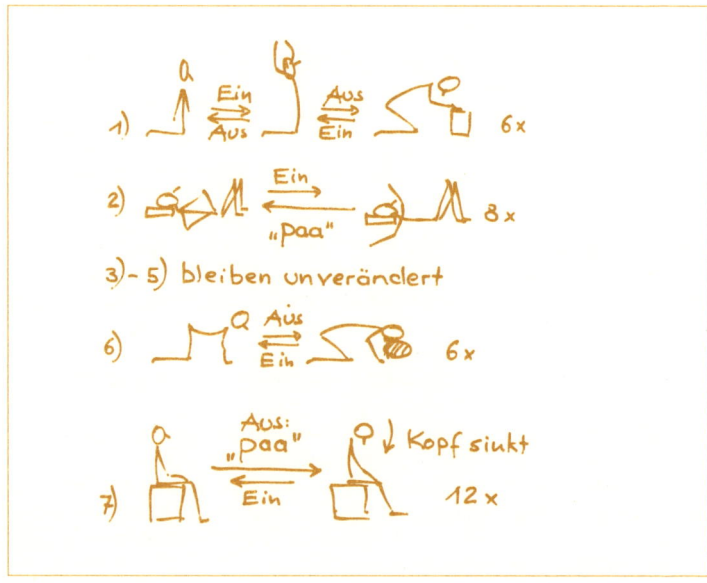

Yogatherapie als Prozess

offensichtlich nicht bewährt. Entgegen der Erwartung erwies sich selbst ein körperlich so wenig fordernder Bewegungsablauf nach seinem langen Arbeitstag im Sitzen nicht als hilfreich. Die Übung wird deshalb gestrichen und die Praxis beginnt jetzt im Liegen am Boden.

Auch Übung 2 wurde abgewandelt, um einer Automatisierung der Bewegung entgegenzuwirken; Weil das Intonieren der Silbe »paa« Wirkung zeigte, wird sie beibehalten und in der dritten Übung aufgegriffen und intensiviert: Mit einem Absenken des Endtons einer intonierten Silbe (zur Abwechslung »baa« statt »paa«) verlängert sich das entspannte Öffnen des Mundes zusätzlich. In Übung 7 wird das schon bewährte Tönen aus der zweiten Übung wieder aufgegriffen. *(Kurs c – Herr V., Abb. unten)*

Kurs c – Herr V.

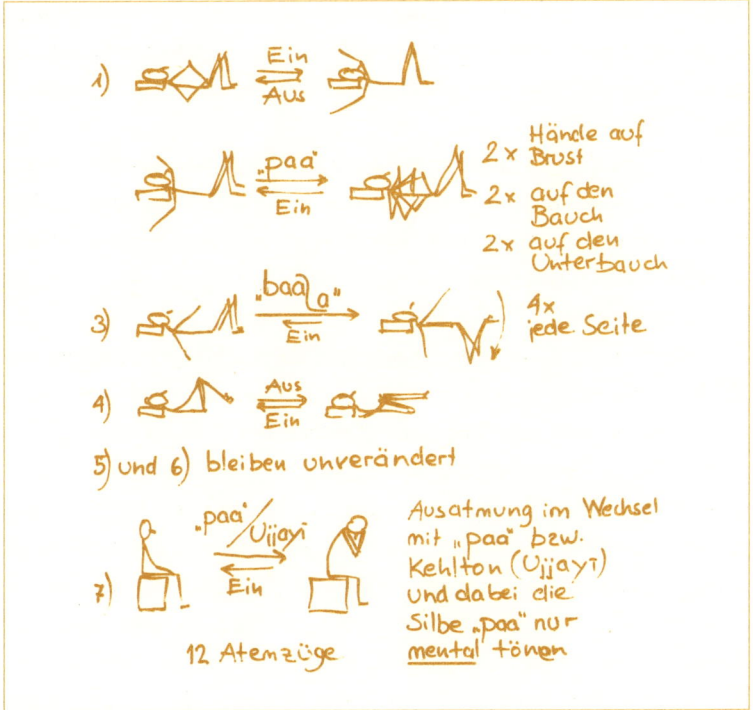

Antworten aus dem Übungsprozess

Das Beispiel von Herrn V. macht deutlich, wie sich eine passende Yogapraxis ganz konkret im Dialog mit den Erfahrungen des Klienten aus den Beobachtungen der Therapeutin, des Therapeuten entwickelt. Viele Fragen, die für das Erstellen eines individuellen Programms bedeutsam sind, müssen zu Beginn des Prozesses offen bleiben. Wie viel Aktivität verträgt ein kranker Rücken, ohne in Spannung zu geraten? Welche Variante einer Übung bewährt sich auch beim Üben mit steifem Körper am frühen Morgen? Wie reagiert ein Mensch auf eine Entspannungsübung beim Praktizieren zu Hause – eine Situation, die sich von dem angeleiteten Üben mit der Therapeutin, dem Therapeuten deutlich unterscheidet: Schläft der Patient, die Patientin ein? Macht die Stille einen Menschen unruhiger? Kann er sich ausreichend konzentrieren? Wie kommt jemand damit zurecht, wenn eine Übungspraxis nicht nur zeigt, was möglich ist, sondern auch, welche Grenzen dem Körper durch eine Krankheit gesetzt sind? Wie viel Zeit steht schließlich für das Üben tatsächlich zur Verfügung?

Alle diese Fragen klären sich nur durch die Erfahrung des Übens. Deshalb ist die Kommunikation über die Zwischenergebnisse während einer Yogatherapie so wichtig: immer wieder sind diese Erfahrungen neu einzubeziehen und für den gesamten Prozess richtungsweisend.

Daneben geben das wiederholte, gezielte Nachfragen, eine genaue Beobachtung und eine sorgfältige Auswahl der Übungen viele weitere Hinweise für einen Erfolg versprechenden Praxisvorschlag; dies natürlich nur, wenn die YogatherapeutInnen alle Informationen korrekt interpretieren. Bedeutsame Berichte müssen von Ausführungen getrennt werden, die für die Therapie weniger relevant sind, nicht spontan geäußerte Aussagen einfühlsam und doch objektivierend erfragt werden. Dies bedarf einer professionellen Kompetenz, die im Rahmen einer soliden Ausbildung erworben wird und ein Grundlagenverständnis der Organisation des menschlichen Systems wie auch eine profunde Kenntnis aller Werkzeuge der Yogatherapie voraussetzt. All dies macht deutlich, dass es in der Yogatherapie kein Zeichen für die Hinnahme eines Mangels ist, die Langsamkeit des therapeutischen Prozesses zu akzeptieren, sondern vielmehr ein Ausdruck des Respekts, den jede Therapeutin, jeder Therapeut vor der Komplexität und Eigendynamik der Potenziale und Beschränkungen der KlientInnen haben sollte: Um die ineinandergreifenden körperlichen und psychischen Regulationssysteme eines Menschen anhand ihrer Reaktionen auf eine Yogapraxis zu erkennen, braucht es eben Zeit, eine gute Beobachtungsgabe, eine vertrauensvolle Kommunikation, Offenheit und etwas Zuversicht. Diese Tatsache dient aber keineswegs als Vorwand für das Schönreden eines möglichen Therapieversagens, denn auch wenn die Yogatherapie prozessorientiert ist und daher Zeit benötigt, haben wir den Anspruch, dass die Betroffenen zeitnah deutliche Verbesserungen spüren müssen.

Wie beginnen?

Am Anfang einer jeden Yogatherapie steht ein ausführliches Gespräch, in dem es vor allem darum geht, sich ein möglichst nachvollziehbares erstes Bild über die Beschwerden zu machen. Die Erfahrungen der KlientInnen im Umgang mit ihrer Krankheit, der Gesamteindruck, den die KlientInnen vermitteln, ihre Motivation und Hoffnung, ihre Skepsis und Zweifel, sowie die Rolle, die sie der Yogatherapeutin, dem Yogatherapeuten in dem oft komplexen Geflecht aller therapeutischen Maßnahmen zuweisen – all das sind wichtige Faktoren für die Entwicklung einer Behandlungsstrategie. Aber auch Ängste, Unsicherheiten und Befürchtungen im Hinblick auf das Gesamtgeschehen eines Leidens, die Verarbeitung von Misserfolgen und somit das Maß der vorhandenen Selbstwirksamkeitserwartung spielen eine Rolle, wenn schließlich gemeinsam mit dem Klienten, der Klientin eines oder mehrere Behandlungsziele formuliert werden.

Anhand geeigneter Āsanas, welche die KlientInnen unter Anleitung und geschulter Beobachtung üben, erfolgt in einem zweiten Schritt eine Analyse der strukturellen und funktionellen körperlichen Besonderheiten der PatientInnen. Ziel dabei ist, eine erste Selektion von Körper-, Atem- und mentalen Übungen vorzunehmen, die in die engere Wahl für einen späteren Praxisvorschlag kommen.

Die entsprechenden Übungen werden in eine sinnvolle Anordnung gebracht und unterrichtet, wobei sich schon jetzt Korrekturen ergeben können, etwa weil die eine oder andere Übung wider Erwarten doch Schmerzen bereitet, Stress oder Unbehagen auslöst.

Am Ende einer solchen Sitzung – in der Regel dauert sie etwa eine Stunde – steht dann die erste Übungspraxis. Der hohe Zeitaufwand ist der Tatsache geschuldet, dass TherapeutInnen die Antwort des Yoga auf eine Störung oder Krankheit nicht »wissen« können, sondern diese entlang ihrer Beobachtungen und der Erfahrungen der KlientInnen »suchen« müssen. Gerne erinnern wir hier an das Bild des Bauern aus Kapitel 8: Es lehrt uns Bescheidenheit und Geduld bei dem Versuch, einen Menschen und sein Leid so zu verstehen, dass daraus die passenden Antworten abgeleitet werden können.

Kapitel 12

Zur Geschichte des Yoga

In diesem Buch steht der Aspekt im Mittelpunkt, Yoga als Mittel für Gesundung und Heilung zu nutzen. Diese Perspektive hatte das Yogasystem, als es in Indien vor langer Zeit entstand, nicht in erster Linie. Gleichwohl erkannten die alten Yogis schon sehr bald auch diese Dimension, wie wir vielen Texten des indischen Mittelalters entnehmen können. Mit diesem Kapitel möchten wir Ihnen einen kleinen Einblick in die Tradition des Yoga geben.

Die erste belegte Kunde vom Gebrauch des Begriffs Yoga für bestimmte Übungstechniken ist knapp 2500 Jahre alt. Yoga wird dort als eine Methode zur geistigen Schulung vorgestellt. Wer auf der Suche nach tiefer Einsicht ist, so heißt es da, muss lernen, seinen Geist auszurichten. Dafür sollte er Yoga üben.[1]

Wir wissen leider wenig darüber, wie eine Yogapraxis damals aussah; wahrscheinlich aber gehörten dazu schon in jener Zeit nicht nur Meditationsübungen, sondern auch Atemtechniken und genaue Anweisungen zur Körperhaltung, um die Konzentrationsfähigkeit und das Erreichen geistiger Ruhe zu fördern. Der Rahmen, in dem Yoga damals genutzt wurde, war ein religiöser, was dem damaligen Zeitgeist entsprach. Im Mittelpunkt stand der Glaube an eine letzte

Wirklichkeit, an Gott, an die Qual ewiger Wiedergeburten und an die Möglichkeit, sich daraus zu befreien.

Als eigenständiger Weg weit verbreitet war Yoga in Indien erst einige Jahrhunderte später. Allerdings finden sich unter dem Begriff Yoga von nun an sehr unterschiedliche Konzepte und Schulen. Viele davon blieben eng verbunden mit der orthodoxen hinduistischen Tradition.[2] Andere lösten sich mehr oder weniger aus diesem streng religiös geprägten Kontext. Dabei wurde auch jene Tradition geboren, der wir den modernen Yoga verdanken. Seine wesentlichen Konzepte wurden in einem Leitfaden aus 195 Versen irgendwann in den ersten Jahrhunderten nach der Zeitenwende festgehalten. Dieses sogenannte »Yoga Sūtra« gilt bis heute als grundlegende Darstellung des Yogaweges.

Das Yoga Sūtra[3]

In Abgrenzung zu anderen damaligen Vorstellungen präsentiert das Yoga Sūtra ein ganz besonderes Verständnis von Yoga. Weltanschaulich neutral, offen für Atheisten wie für Gläubige jeder Religion, ganz auf die jedem Menschen innewohnenden großen Potenziale setzend, entsteht aus diesem Impuls eine der einflussreichen weltanschaulichen Schulen Indiens. Sie ist zugleich Übungsweg und Philosophie. Die zentralen Thesen des Yoga Sūtra lauten: In Leid und Glück drückt sich nichts anderes aus als der Zustand unseres Geistes, und durch eigenes Tun lässt sich die Erfahrung von Leid reduzieren und größere Zufriedenheit erlangen. Damit bezog das Yoga Sūtra eine klare Position: Auf Leid und Glück eines Menschen haben keine Götter Einfluss. Unser Menschsein erfüllt sich weder im Erkennen einer All-Einheit oder dem Einssein mit irgendeiner höheren oder transzendenten Kraft, noch ist es geprägt von den Folgen unseres Handelns in vergangenen Leben. Vielmehr bietet dieser Yoga dem Menschen einen Weg zur Auseinandersetzung mit dessen innerer Struktur und Dynamik.

Das Ziel ist ein Umgang mit den Unwägbarkeiten des Lebens, der weniger Leid und mehr Gelassenheit und Glück verspricht. Dies mag manchen überraschen, der Yoga nur in seiner vom Hinduismus gefärbten Form kennengelernt hat.

Intensives eigenes Bemühen und eigene Erfahrung in Körperübungen, Atemregulation und Meditation werden so zu Pfeilern eines ganz eigenständigen Übungsweges. Die innere Befindlichkeit eines Menschen wird als veränderbar erkannt durch eigene Anstrengung und die Aktivierung eigener Potenziale. Dazu gehört etwa die Fähigkeit, ein der Wirklichkeit angemessenes Verständnis zu erlangen, die Fähigkeit, sich mit ungeteilter Aufmerksamkeit anderen Menschen, der Welt und sich selbst zuzuwenden, die Fähigkeit zur Sammlung und Selbstreflexion. Damit ausgerüstet kann man sich Wohlbefinden – jedenfalls bis zu einem gewissen Grad – erarbeiten und erhalten.

Die Vielfalt und die Praxisnähe der im Yoga Sūtra dargestellten Konzepte und Übungsweisen führten dazu, dass sich auch die religiösen Strömungen Indiens dieses Schatzes bedienten. Hierin liegt ein Grund für das große Missverständnis, der Yoga sei die »Praxis des Hinduismus«. Eine andere Ursache für die einseitige Deutung des Yoga ist darin zu sehen, dass das Yoga Sūtra zu seiner Zeit nicht die alleinige Deutungshoheit darüber gewinnt, was Yoga ist. Unter Yoga wird weiterhin sehr Unterschiedliches verstanden. Bestimmte, in der Regel religiöse Strömungen nehmen nach wie vor für sich ganz selbstverständlich in Anspruch, die einzigen Wege des Yoga zu sein. Das gilt bis heute, bleibt aber auch in Indien anders als früher unwidersprochen.[4]

Diese Offenheit – man könnte auch sagen Unschärfe – im Umgang mit Begrifflichkeiten und philosophischen oder religiösen Lehren ist typisch für die indische Geistesgeschichte. Sie sorgt allerdings auch noch 2000 Jahre später für Verwirrung, wenn hinduistisch geprägte Bewegungen ihr Yogaverständnis als »den« Yoga im Westen verkünden.

Nach dem Yoga Sūtra sind zwei weitere Wegpunkte in der Geschichte des Yoga von Bedeutung. Zum einen ist es der Einfluss des mittelalterlichen Hatha Yoga auf die konkrete Ausgestaltung von Yogapraxis und zum anderen das innovative Wirken indischer Yogalehrer in der ersten Hälfte des letzten Jahrhunderts, allen voran das des in Mysore und später in Madras (heute Chennai) lehrenden T. Krishnamacharya.

Hatha Yoga

Zur Zeit des europäischen Mittelalters verbanden sich in Indien die Konzepte des Yoga Sūtra mit einer Strömung, die im praktischen Umgang mit den Yogaübungen neue Akzente setzte, dem sogenannten Hatha Yoga[5]. Er beeindruckte durch eine Hochschätzung des Körpers und ein absolutes Primat der praktischen Erfahrung vor philosophischen Spekulationen.[6] In dieser Zeit entstand wohl die Fülle jener Übungen, mit denen wir heute arbeiten. Der Beschäftigung mit dem Atem wurde eine zentrale Rolle zugewiesen, nicht nur für die Klärung des Geistes, sondern auch für die Beeinflussung unterschiedlicher Körperfunktionen. Yogapraxis wurde nun auch mit dem Versprechen der Heilung von Krankheit verbunden[7]. Gleichzeitig blieb der Hatha Yoga aufs Engste verknüpft mit Kulten intensiver Götterverehrung.[8] Die heute oft gebräuchliche Verwendung des Begriffs »Hatha Yoga« als ausschließlich körperorientierter Yoga[9] findet sich in der historischen Realität nicht. Vielmehr widmeten sich die Praktizierenden des Hatha Yoga nicht nur der Āsana-Praxis, sondern mit gleicher Intensität auch ausgefeilten Atemübungen, der Meditation und ihren zeitaufwendigen religiösen Ritualen.

Die Konzepte, mit denen damals versucht wurde, die Möglichkeiten und Wirkungen von Yogapraxis zu erklären, sind nicht kompatibel mit unserem heutigen Welt- und Menschenbild. Sie waren geprägt von Allmachtsfantasien und hochkomplexen magischen und alchemistischen Praktiken, über die Sie im Kapitel 13 noch mehr erfahren werden. Die Begeisterung seiner AnhängerInnen für eine immer größere Komplexität der Praktiken und die Nähe zu Magie, Alchemie und Cannabis sind gleichzeitig die wichtigsten Gründe für den Niedergang des Hatha Yoga, der im 15. Jahrhundert einsetzte; die ehemals geachteten Gemeinschaften der Hatha-Yogis versanken in der Bedeutungslosigkeit oder ihre Mitglieder fanden ein neues Betätigungsfeld als körperlich gut belastbare Militärarbeiter im Dienste nordindischer Fürsten[10]. Yogaübungen begegnete man in Indien nun vor allem in Form akrobatischer Jahrmarktsattraktionen oder als Teil recht bizarrer Praktiken zur Erlangung magischer Kräfte und ewigen Lebens. Die ersten Berichte über Yoga, die den Westen im 19. Jahrhundert erreichten, geben dies trotz ihrer kolonialen Attitüde recht treffend wieder[11]. Die Reduzierung des Yoga auf eine halsbrecherische Akrobatik und der Glaube an eine ihm innewohnende Magie wirkt bis in unsere Zeit fort – in landläufigen Assoziationen zu Yoga ebenso wie in manchen Angeboten, die heute auf dem großen Yogamarkt zu finden sind.

Der moderne Yoga

Nach seiner Etablierung durch das Yoga Sūtra vor 2000 Jahren über die Blütezeit des Hatha Yoga im Mittelalter erlebte der Yoga zu Beginn des 20. Jahrhunderts nun den dritten großen Wendepunkt in seiner Geschichte. Wesentlichen Anteil daran hatte der Yogalehrer und Gelehrte T. Krishnamacharya, der 1888 in Südindien geboren wurde und 101-jährig verstarb[12]. Ihm verdanken wir eine Rückbesinnung auf die universalen Aspekte des Yoga Sūtra und ihre Herauslösung aus einem Kontext, der viele Jahrhunderte lang durch enge religiöse Deutungen einerseits und obskure Praktiken andererseits bestimmt war. Daneben hat T. Krishnamacharya wie wohl kaum ein anderer verstanden, kreativ mit den Übungen des Yogasystems umzugehen. Geleitet von der Überzeugung, dass Yoga nur dann Sinn gibt und überleben kann, wenn er dem modernen Menschen zugänglich ist, bestand er auf der Anpassung der Übungen an die Möglichkeiten und Bedürfnisse der Übenden. Es ist nicht verwunderlich, dass aus diesem Verständnis heraus in seiner Tradition auch der therapeutisch orientierte Yoga entstand. Die Yogatherapie, die wir Ihnen in diesem Buch vorgestellt haben, hat ihre Wurzeln in der Kreativität dieses großen Yogalehrers und basiert auf der Vermittlung seines Lehrens durch seinen Sohn, den uns inspirierenden Yogalehrer T.K.V. Desikachar.

Die von T. Krishnamacharya so stark gestaltete Wendezeit des Yoga in den zwanziger und dreißiger Jahren des 20. Jahrhunderts war auch geprägt von einer Neuorientierung der Körperpraxis des Yoga unter dem Einfluss der damals in Indien sehr populären westlichen Körperkultur.[13] Mit der Ausbreitung des Yoga im Westen wurde daraus schließlich ein globales Phänomen. Dazu gehört auch, dass sich der Umgang mit Yoga in Indien kaum noch von dem im Rest der Welt unterscheidet und indische LehrerInnen der angesagtesten Yogastudios mit ihrer Yogaausbildung beispielsweise in Kalifornien werben. Unter dem Dach »Yoga« findet sich inzwischen eine extrem heterogene Vielfalt an Angeboten, die oft nicht mehr als der Name verbindet. Man mag diese Situation bedauern, ändern lässt sie sich nicht mehr. Wer nach einem seriösen und den eigenen Bedürfnissen angemessenem Yogaangebot sucht, wird deshalb in Zukunft noch mehr als heute darauf angewiesen sein, sich mit kritischem Blick auf den Weg zu machen. Wenn Ihnen die in diesem Buch vorgestellten Konzepte zusagen, finden Sie dazu mehr Informationen auf der Webseite: *www.viniyoga.de*.

Kapitel 13

Erklärungen gestern und heute

Über viele Generationen hinweg wurden in den Humanwissenschaften Erkenntnisse gewonnen, die uns einen gewaltigen Zuwachs an Einsichten in die Komplexität des Entstehens von Krankheit und Gesundheit bescheren. Diese Entwicklung hat auf vielen Ebenen einen Paradigmenwechsel in Gang gesetzt. Krankheit und Gesundheit werden immer mehr als ein ganzheitliches Geschehen begriffen. Zahlreiche Forschungsprojekte und Untersuchungen fragen zunehmend nach der wechselseitigen Abhängigkeit von Körper und Geist, ergründen die Strukturen ihrer vielschichtigen Vernetzungen und entdecken mehr und mehr von der überaus effektiven, nach Gleichgewicht drängenden Selbstorganisation allen Lebens. Neben vielen anderen Einsichten erhalten wir dadurch nicht zuletzt fundierte Vorstellungen darüber, warum ein Ausdauertraining das Herz-Kreislaufsystem tatsächlich gesund hält, in welcher Weise frühkindliche Traumata tiefe Spuren in einem Menschen hinterlassen oder warum eine Suchtkrankheit so schwer zu behandeln ist.

In den Kapiteln 8, 9 und 10 haben wir gezeigt, wie auch Yoga als Übungsverfahren von diesem Wissen profitiert. Die Anbindung an die heutigen Kenntnisse über den Körper und die Psyche des

Menschen ermöglicht es, die therapeutische Arbeit mit Yoga auf nachvollziehbare Weise zu reflektieren, Aussagen zu ihrer Wirkung zu überprüfen und sie damit einer kritischen Analyse zu unterziehen. Zudem lässt sich nun auch ein Qualitätsmanagement etablieren, mit dem die Resultate des Therapieansatzes realistisch und ehrlich beurteilt werden können. Was wir dabei gewinnen, sind immer tiefere Einsichten in die Möglichkeiten des Yogatherapie-Ansatzes, aber auch eine klarere Sicht auf dessen Grenzen.

Die Yogatherapie bezieht ihre wichtigsten *Erklärungs*-Ansätze aus den Ergebnissen folgender Wissenschaftsrichtungen:
● Erforschung der Ursachen von chronischen Erkrankungen des Bewegungssystems, beispielsweise chronischer Rückenschmerzen;
● Stress- und Glücksforschung und die damit einhergehende Erforschung vielfältiger körperlich-mentaler Steuerungssysteme;
● Suche der Neurowissenschaften, Psychologie und Philosophie nach den Strukturen und Funktionsweisen des Geistes und dessen Einbettung in alle menschlichen Lebensprozesse. Damit verknüpft ist eine Neuorientierung der Psychosomatik;
● Untersuchung der Rolle von Selbstwirksamkeitserwartungen, Placeboeffekten und neuronalen Belohnungssystemen;
● Schmerzforschung.

Von besonderem Interesse für die Arbeit mit Yoga sind auch im Rahmen einer fortschrittlichen Medizin entwickelte Konzepte wie zum Beispiel das (in Kapitel 10 schon angesprochene) der *Salutogenese*. In deren Zentrum steht die Frage danach, aus welchen Prozessen Gesundheit erwachsen und erhalten werden kann und welche Bedeutung dies für den Umgang mit Krankheit hat.[1] Dieser Ansatz ähnelt in vielem dem des Yoga, wie er im Yoga Sûtra präsentiert wird.

Auch im Yoga Sūtra wird auf den Unterschied zwischen dem pathologischen Prozess Krankheit und dessen subjektivem Erleben und Verarbeiten abgehoben. Der Weg von einer Krankheit zu dem dadurch erfahrenen Leid wird in seinem Verlauf weder als notwendig noch als naturgegeben festgelegt verstanden. Es ist vielmehr ein sehr individueller Prozess, der von vielen Faktoren bedingt und geprägt wird. Mit der Unterscheidung zwischen der Krankheit und dem dadurch erfahrenen Leid öffnet sich ein Ausblick auf die Möglichkeiten, als BetroffeneR diesen Prozess zu beeinflussen. Entsprechend ist das Yoga Sūtra zuversichtlich, dass dem aus Krankheit entstehenden Leid und der damit verbundenen Enge im Denken und Empfinden entgegengearbeitet werden und ein Zunehmen desselben verhindert kann. Mittel dafür kennt es viele: die Beruhigung des Geistes, die Reduzierung von Angst und Stress, das Erlernen des Perspektivenwechsels, die Kompetenzerhöhung bezüglich der Leidverarbeitung, eine Veränderung der Grundstimmung und die Schärfung der Selbstwahrnehmung. Wie bei der Salutogenese rückt also der subjektive Faktor in den Mittelpunkt von Heilung und Gesundheit.

Vielversprechende Forschungen und Diskussionen finden auch im Rahmen neuerer Ansätze wie dem der *Personalen Medizin*[2] oder der *Mind-Body-Medizin*[3] statt, die zunehmend Eingang in die etablierte Medizin finden. Letztere beteiligt sich intensiv an der Erforschung des wechselseitigen Einflusses von Geist, Psyche (Mind), Körper (Body) und Verhalten sowie an der Untersuchung der direkten Auswirkungen von Gefühlen, Gedanken, Einstellungen, Glauben, sozialen Aspekten und Verhaltensfaktoren auf die Gesundheit.

Heute ist es möglich, die Konzepte des Yoga und der modernen Wissenschaften vom Menschen in einer durchsichtigen und für Diskussionen offenen Weise zu verbinden. Wesentliche Voraussetzung dafür ist allerdings die strikte Orientierung entlang der konkreten Erfahrungen in der therapeutischen Arbeit und der Verzicht auf dem Beharren unausgewiesener und praxisferner Dogmen. Dann ist es auch sehr einfach, die Yogaarbeit auf eine Weise in ein System von bestehenden Behandlungen einzugliedern, die für alle Beteiligten nachvollziehbar ist. Und nicht zuletzt liefert diese Verbindung auch intellektuell redliche Antworten auf häufige Fragen von Klienten und Klientinnen nach den Wirkmechanismen von Yoga.

Wenn Sie einmal in der Yogaliteratur blättern, werden Ihnen jedoch auch ganz anders geartete Vorstellungen über das Wirken von Yoga begegnen. Es sind im Wesentlichen zwei Erklärungsansätze, auf die Sie dabei treffen. Der eine lässt sich am besten als »pseudowissenschaftlich« charakterisieren; der andere beruht auf jenen Konzepten und Dogmen, die in den alten Schriften des Hatha Yoga die Diskussion um Yogawirkungen dominieren. Beide halten wir für untauglich, denn sie bieten keine Grundlage dafür, die heutige Praxis der YogatherapeutInnen so anzuleiten, dass die Probleme und Anliegen, mit denen Menschen zum Yoga kommen, wirklich verstanden werden können. Aus dem gleichen Grund helfen sie auch nicht dabei, auf die körperlichen und psychischen Ungleichgewichte kranker Menschen ehrlich, angemessen und wirkungsvoll zu regieren.

Pseudowissenschaftliche Erklärungen

Eigentlich war die Absicht eine lautere: Im letzten Jahrhundert bemühten sich in Indien einige wichtige Protagonisten des Yoga darum, ihn von dem Image der Scharlatanerie und Schwarzmagie zu befreien. Ihr Erfolg gründete auch darin, dass einflussreiche Yogalehrer wie etwa Swami Kuvalayananda aus Lonavla nahe Bombay die große Anerkennung und Glaubwürdigkeit der damaligen westlichen medizinischen Wissenschaft zu einem überzeugenden Rahmen für die Außendarstellung der positiven Wirkungen von Yogapraxis machten. Allerdings wurde dieser Ansatz nur von sehr wenigen ernsthaft weiterverfolgt. Stattdessen wurde es nun Mode, jede auch noch so unsinnige Behauptung über die Wirkung von Yoga in ein angeblich »wissenschaftliches« Gewand zu kleiden. An diesem Vorgehen hat sich in den meisten Publikationen über Yoga bis heute nichts geändert.

Viele Begründungen zur Wirkung von Āsanas sind dabei geprägt von einem radikal mechanistischen Bild vom menschlichen Körper. So soll etwa eine gestörte Schilddrüsenfunktion durch mechanischen Druck auf das Organ – wie er etwa durch den Schulterstand

(Sarvāṅgāsana) oder den »Pflug« (Halāsana) im Halsbereich entsteht – positiv beeinflussbar sein. Entsprechend müssen wir dann in aktuellen Yogabüchern und auf Webseiten über den Schulterstand Folgendes lesen: Er »regt Schilddrüse und Nebenschilddrüse an und reguliert ihre Funktion. Dies verbessert den gesamten Zellstoffwechsel. Verbessert die Blutversorgung des Rückenmarks«[4]. Die Liste solcher Zitate ließe sich unendlich verlängern[5]; wahr werden die Aussagen dadurch nicht. Schon im Biologieunterricht lernt man heute, dass die Schilddrüse nicht auf mechanischen Druck reagiert. Die Ausschüttung der Schilddrüsenhormone wird auch nicht von der Durchblutung des Organs angestoßen, wie es manchmal heißt, sondern über vielschichtige neurovegetative Prozesse gesteuert, die sich – zu unserem Glück – durch keine Körperhaltung beeinflussen lassen.[6]

Genauso falsch sind die Ausführungen zur Wirkung des Kopfstands, die ebenfalls einem mechanistischen Denken über die Funktionsweise des Körpers verhaftet sind und in ihrer Unwissenschaftlichkeit einfache Lösungen versprechen. Immer wieder heißt es dort, mithilfe des Kopfstands ließe sich die Hirndurchblutung verbessern; doch eher das Gegenteil ist der Fall. Zur Klärung des Sachverhalts lesen Sie besser nicht noch eines der vielen Yogabücher, die den Kopfstand auf diese Weise preisen. Fragen Sie einfach einmal eine Verkäuferin abends kurz vor Ladenschluss danach, wie gut tatsächlich das Blut in ihren geschwollenen Füßen zirkuliert. Diese befanden sich nämlich den ganzen Tag in der gleichen Position wie der Kopf im Kopfstand, also unten – und dort staut sich eben das Blut, weil es den Gesetzen der Schwerkraft folgt. Die Wirklichkeit der Physiologie des Kopfstands sieht demnach anders aus: Zuverlässig organisierte und gut vernetzte neurovegetative Steuerungsprozesse regeln die Durchblutung des Gehirns nicht anders als die aller anderen Körperorgane. Wird von einem Organ wenig Aktivität gefordert, sinkt seine Durchblutung, wird es mehr benutzt, nimmt sie zu. Deshalb hat das Lösen eines schwierigen Kreuzworträtsels auf die

Blutzirkulation im Gehirn eine größere Wirkung als der Kopfstand.[7] Dem Mainstream entsprechend wird heute auch vermehrt die Sprache der Hirnforschung bemüht, um bisweilen absurden Vorstellungen über die Wirkung von Āsanas einen wissenschaftlichen Anstrich zu geben. So heißt es in einem 2008 erschienenen Yogabuch zu Pashcimotānāsana, einer Vorbeuge aus dem Langsitz: »Legt man die Stirn auf die Knie, beruhigt sich der aktive, vordere Bereich des Gehirns. Der meditative, hintere Bereich bleibt ruhig, aber aufmerksam«[8]. Solche und viele andere ähnliche Aussagen widersprechen allem, was wir über das Gehirn, das Nervensystem und seine Funktionen wissen. Es ist nicht verwunderlich, dass solche Behauptungen über die Wirkung von Yoga jeden empirischen Nachweises ermangeln; ebenso fehlt dieser bei jenen langen Listen, in denen bisweilen die Krankheiten aufgezählt werden, die sich mit einem bestimmten Āsana oder Prānāyāma heilen lassen.[9]

Alte Konzepte

Es war das große Verdienst des Hatha Yoga in seiner Blütezeit vor knapp 800 Jahren, die Körper- und Atemübungen des Yoga zu einer Vielfalt entwickelt zu haben, von der wir bis heute profitieren. Gegen die vorherrschenden religiösen Strömungen in Indien rückte der Körper und der Atem in den Mittelpunkt einer Praxis, die mit einem besonderen Versprechen faszinierte: Größtes Glück und tiefe Erkenntnis lassen sich durch eigenes Tun erreichen und in Körper und Atem finden sich für den Weg dorthin die wichtigsten Werkzeuge.

In diesem Zusammenhang entwickelte der Hatha Yoga auch Vorstellungen dazu, wie der menschliche Körper funktioniert und welche Strukturen ihn konstituieren. Es ist bewundernswert, wie intensiv damals versucht wurde, die Wirkungen von Yogapraxis in einer – wenn auch sehr besonderen – Anatomie des Körpers aufzuspüren. Dass wir heute mit diesen Erklärungen zur Wirkung von Yoga allerdings nichts mehr anfangen können, liegt an dem engen Bezug der Theorien zu dem damaligen Menschenbild, das von einem naiven Streben nach ewigem Leben geprägt war, von Allmachtsfantasien, die auf alchemistischen und magischen Konzepten gründeten und schließlich von einer ausgesprochen mechanistischen Vorstellung zum Charakter der wichtigsten Körperfunktionen.[10] In vielem ähnelt dieses Körperbild den Annahmen zu den menschlichen Lebensprozessen, die uns im abendländischen Mittelalter begegnen. Hier wie dort wird eine besondere, materielle oder immaterielle Lebenskraft postuliert, die als »Hauch«, als »Wind«, als »Atem« für alle physiologischen Vorgänge verantwortlich ist – »Pneuma« in der damaligen Medizin des Mittelmeerraums, »Prāna« in der Terminologie des Yoga.

In einer sehr alten Verwendung bezeichnete der Begriff Prāna einen Unterschied von großer Bedeutung: den zwischen einem Leichnam und einem lebendigen Körper. In Ersterem existiert kein Prāna, im Letzteren wohl. Prāna beschrieb zunächst einmal also alles, was einen Menschen lebendig macht und lebendig erhält. Im Laufe der Zeit wurden die Vorstellungen darüber komplexer und entwickelten sich in verschiedene Richtungen. Der Hatha Yoga griff auf Anschauungen zurück, die verschiedene Ausformungen des gleichen Prāna in unterschiedlichen Körperräumen annahmen. Sehr verbreitet war auch die Idee, Prāna sei eine Art Flüssigkeit, die durch unzählige Kanäle oder Röhren im menschlichen Körper zirkuliere. Aber schon über den Ort, von dem aus diese Kanäle das Prāna im Körper verteilen würden, war man sich uneins. Für einige war es der Nabel, für andere die Brust, wieder andere bevorzugten den Beckenbereich. Im Abendland vermuteten manche den Sitz des Pneuma im Herzraum, andere im Gehirn, und manche glaubten, dieser Lebenshauch zirkuliere zusammen mit dem Blut in den Adern, in der männlichen Samenflüssigkeit oder in der Flüssigkeit, die das Rückenmark umspült.

Manchmal können Sie in Yogabüchern lesen, das Körperbild des Hatha Yoga sei - ebenso wie die einzelnen Āsanas zugeschriebenen Wirkungen, etwa die Erlangung der Unsterblichkeit - »symbolisch«

gemeint. Es ginge um die verschlüsselte Beschreibung einer feinstofflichen Welt, die fortgeschrittene Yogis in ihrer Praxis erfahren hätten. Dem widerspricht alles, was wir heute über das Denken und Glauben in der damaligen Welt des Hatha Yoga wissen.[11] Tatsächlich strebten die Übenden vor allem an, sich ein fest geformtes spekulatives Welt- und Menschenbild mithilfe bestimmter Praktiken zu eigen zu machen, um so – in dieser Hinsicht mit bestimmten christlichen Meditationstraditionen vergleichbar – ein komplexes Glaubensdogma in eine körperliche Erfahrung umzusetzen. In der Tradition des Tantra, die den Hatha Yoga hervorbrachte, waren es Götterwelten, Legenden von gen Himmel fliegenden wilden Frauen, der Glaube an die Allmacht des männlichen Samens und vieles andere mehr, was sich durch eine intensive Praxis an beliebigen Stellen des Körpers visualisieren ließ. Das mechanistische Denken über die Funktionsweise des Körpers und wie ernst die dazu vorgestellten Theorien genommen wurden, zeigt zum Beispiel das im wichtigsten Text des Hatha Yoga hoch gepriesene und nachdrücklich empfohlene Durchschneiden des Zungenbändchens.[12]

Wird heute bei der Erklärung von Yogawirkungen die »Tradition« bemüht, dann lässt sich dabei nur mit Mühe ein ausgewiesener Bezug auf den damals real existierenden Hatha Yoga, seine Praktiken und seine Weltsichten finden. Vielmehr handelt es sich in Wirklichkeit um Versatzstücke solcher Vorstellungen, die wesentlich geprägt sind von den esoterischen Lehren der auf westlichem Okkultismus und freimaurerischen Ideen gegründeten Theosophie Ende des 19ten-Jahrhunderts.[13] Für ihre Verbreitung sorgte vor allem Swami Vivekananda, dessen davon stark beeinflusste Darstellung des Yoga im Westen wie in Indien bis heute großen Einfluss ausübt.[14] Zum Beispiel im Gebrauch des Begriffs »Energie«. Sicher haben Sie schon das Argument gehört, Yogaübungen wirkten »energetisch«. Es ist vielleicht die häufigste Antwort, die Sie bekommen werden, wenn Sie in Yogakreisen nach der Wirkweise von Yoga fragen. Das hört sich gut an und jedeR wird wissen, welches Gefühl damit gemeint ist. Erklärt ist damit allerdings noch gar nichts. Ist mit der »energetischen« Wirkung von Yogaübungen die einfache Tatsache gemeint, dass Sie nach dem Üben viel Energie haben? (Wollte man Ihnen diese Veränderung Ihrer Stimmung wirklich erklären, dann ließe sich das heute wohl am überzeugendsten im Rückgriff auf die Kaskaden innerkörperlicher Regulationen bewerkstelligen, die bei jeder menschlichen Aktivität ineinandergreifen.) Oder ist vielleicht die Rede von einer Energie, deren wesentlicher Charakter darin besteht, sich einer genaueren Beschreibung zu entziehen, von etwas »Immateriellem« also, wie es häufig heißt? Oder meint Energie das, was Sie spüren oder sich imaginieren können, wenn Sie sich auf einen bestimmten Körperbereich ausrichten?

Die Suche nach einer Antwort darauf ist müßig, denn die Rede von der »Energie« hilft weder bei der differenzierten Beurteilung einer Erkrankung weiter, noch kann sie die Entwicklung einer Yogapraxis anleiten oder die Entscheidung für ein ganz bestimmtes Āsana, ein Prāṇāyāma, eine Meditation erleichtern. Genauso wenig hilft sie bei einer verständlichen und hinterfragbaren Kommunikation über Symptome oder vorgeschlagene Behandlungsstrategien. Stattdessen braucht es für diese Arbeit – und wir können dies nicht oft genug betonen – ein Menschenbild, das sich der Empathie und dem Verstehen menschlicher Stärken und Schwächen verschrieben hat. Wenn es sich paart mit einem fundierten Grundverständnis menschlicher Lebensprozesse und der Kenntnis des Charakters wichtiger Krankheiten und wenn es im Einklang steht mit einer guten Beobachtungsgabe, verbunden mit einem soliden Wissen um Anforderungen, Möglichkeiten und Risiken von Yogapraxis, dann wird die therapeutische Arbeit mit Yoga erfolgreich sein. Wer sich dem Yoga wirklich verschrieben hat, kann dies alles erlernen.

Heilkunst Yoga – ein kurzer Überblick

Übungsmethode
Yoga als Heilmethode, als Therapie ist im Wesentlichen ein Übungsverfahren. Im Mittelpunkt steht eine regelmäßig und selbständig geübte Praxis. Diese Praxis wird durch eineN LehrerIn mit entsprechender Kompetenz individuell konzipiert und unterrichtet. Geübt wird zu Hause. In Abständen von Wochen oder Monaten wird der Übungsablauf entlang der Erfahrungen und der erzielten Ergebnisse angepasst und weiter entwickelt. Die so erarbeitete Yogapraxis spricht den Körper und Atem eines Menschen ebenso an wie seinen Geist, sein Fühlen, seine Wahrnehmung und seine Fähigkeit zur Ausrichtung. Vor allem aber verbindet sie diese verschiedenen Ebenen zu einem einheitlichen Üben und positiven Übungserleben.

Ansatz
Yoga als Heilmethode richtet sich gleichzeitig
- auf die Harmonisierung gestörter Körperfunktionen,
- auf die Art und Weise, wie diese Störungen erlebt werden und welche Haltung dazu eingenommen wird,
- auf die gesamte psychische und körperliche Befindlichkeit eines Menschen.

Im Mittelpunkt steht das Anliegen des betroffenen Menschen. Manchmal wird es darum gehen, die Häufigkeit quälender Migräneanfälle zu reduzieren, Rückenschmerzen zu beheben oder Prüfungsängste zu vermindern. Manchmal darum, angesichts einer schweren Erkrankung wieder einen hellen Streifen am Horizont zu sehen. Manchmal will sich jemand einfach wieder wohler in der eigenen Haut fühlen oder sucht das angenehme Gefühl, das entsteht, wenn man selbstständig etwas Gutes für sich tut. Manchmal sollen es einfach ein paar Minuten Urlaub vom Alltag sein.

Wirkungen
Die langjährige Erfahrung im Umgang mit Yoga als therapeutischem Verfahren, so wie der Blick auf die immer zahlreicher werdenden wissenschaftlichen Studien zeigen, was Yoga kann:
- neurovegetative Prozesse harmonisieren
- neuromuskuläre Störungen im Bewegungssystem beheben
- Stress reduzieren
- Verspannungen lösen
- körpereigene Abwehrkräfte stärken
- psychisches Wohlbefinden und Selbstwirksamkeit fördern

Darüber hinaus vermag Yoga die Haltung und den Umgang mit einer Krankheit, einer Einschränkung oder einem Problem zu beeinflussen. Dabei kann er
- mehr Geduld und Akzeptanz im Umgang mit sich selbst lehren
- Raum für die Entwicklung neuer Lösungsstrategien schaffen
- Ängste verringern
- die Möglichkeit geben, eigene Erwartungen zu überprüfen und zu verändern.

Wirkmechanismen

Eine angemessene Yogapraxis stützt sich auf die vorhandenen mentalen, emotionalen und körperlichen Möglichkeiten eines Menschen und entwickelt sie. Yogatherapie ist ressourcenorientiert.
Die Wirkung von Yoga als Heilmethode speist sich dabei aus
- den mit dem regelmäßigen Üben in Gang gesetzten inneren Prozessen der positiven Selbstregulierung auf körperlicher und psychischer Ebene.

Sie spricht dabei an, was wir auch bei jedem Schnupfen am Werk sehen: Unter günstigen Bedingungen zeigt sich die wunderbare Fähigkeit des menschlichen Systems, körperlichen Störungen und Ungleichgewichten angemessen zu begegnen und sie aufzulösen. Am Werk sehen wir diese innere Tendenz zum Gleichgewicht auch bei jeder guten Konfliktbewältigung: Unter günstigen Bedingungen sind Menschen in der Lage, auch schwierigste Konflikte zu erkennen und Lösungen zu finden, die allen Beteiligten gerecht werden. In diesem Sinne wirkt Yoga: Die regelmäßige Übungspraxis, ihr Setting und die damit verbundenen Erfahrungen schaffen in einem Menschen günstige Bedingungen für positive selbstregulative Prozesse.
- der Stärkung des Vertrauens, aus eigener Kraft zum eigenen Wohlbefinden beitragen zu können
- der den gesamten Prozess unterstützenden Beziehung zwischen Yogalehrender/m und Klient/in.

Yoga als Weg

Yoga kann als Heilverfahren fungieren, als körperorientiertes Workout dienen, ein Entspannungsverfahren sein und als eigenständiger Weg zur persönlichen Entwicklung genutzt werden. Werden Menschen nach ihren Erfahrungen mit einer kompetent begleiteten Yogapraxis gefragt, erweisen sich diese unterschiedlichen Aspekte oft als nur schwer voneinander abgrenzbar.

Mittel

Erfolgreich ist Yogatherapie auch deshalb, weil sie über eine Vielzahl unterschiedlicher Mittel verfügt. Dazu gehören neben anderem
- zahlreiche Haltungen und Bewegungsabläufe (Âsana)
- besondere Atemübungen (Prânâyâma)
- Übungen, die mit den mentalen Fähigkeiten des Menschen zur Ausrichtung und Reflexion arbeiten (Meditation)
- Anregungen für eine angemessene und gesunde Alltagsorganisation und Lebensordnung.

Vereinbarkeit

Yoga erweist sich als ergänzend zu allen anderen therapeutischen Systemen: Zu allen Verfahren der Schulmedizin ebenso wie zu den unterschiedlichsten alternativen Methoden wie etwa den Klassischen Naturheilverfahren, der Traditionellen Chinesischen Medizin, Anthroposophischen Medizin, Homöopathie oder der Äyurveda.
Ohne Schwierigkeiten lässt sich Yogapraxis mit allen psychotherapeutischen Verfahren verbinden, kann sie unterstützen oder von ihnen unterstützt werden.

So lesen Sie die in diesem Buch vorgestellten Yogapraxen

Die Kurse, die Sie in diesem Buch handschriftlich gezeichnet vorfinden, entsprechen den schriftlichen Übungsanleitungen, die den KlientInnen helfen, die zuvor erarbeiteten Übungen beim selbständigen Üben zu erinnern. Bei jedem Termin nehmen sie ein solches Blatt mit nach Hause. Wer eine Praxis schon einmal unter Anleitung geübt hat, findet sich mit den Zeichnungen sehr zuverlässig zurecht. Damit auch Sie die gezeichneten Figuren leicht verstehen, geben wir Ihnen an dieser Stelle einige Beispiele dafür, wie sie zu lesen sind:

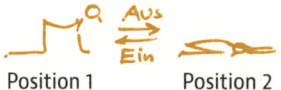

Position 1   Position 2

Aus Position 1, aufgestützt auf Hände und Knie, bewegt sich die Übende während sie ausatmet (oberer Pfeil nach rechts weisend) in eine Haltung, in der das Gesäß auf den Fersen, Kopf und Unterarme auf dem Boden abgelegt sind (Position 2). Mit der folgenden Einatmung bewegt sie sich zurück in die Position 1. Reihen sich drei oder mehrere Bewegungen aneinander, folgen wir dem gleichen Prinzip:

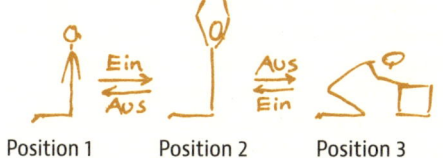

Position 1   Position 2   Position 3

In der Ausgangsposition dieser Übung steht die Übende auf den Knien (Position 1) und hebt mit einer Einatmung (oberer Pfeil nach rechts weisend) die Arme in Position 2. Mit der folgenden Ausatmung (oberer Pfeil nach rechts) beugt sie sich nach vorne. Während sich das Gesäß dabei in Richtung der Fersen bewegt, werden die Hände auf einem Hocker/Stuhl abgelegt. Mit der folgenden Einatmung (unterer Pfeil nach links zeigend) hebt die Übende wieder Körper und Arme hoch (Position 2), sie nimmt also den gleichen Weg zurück. Dann senkt sie die Arme während des Ausatmens (unterer Pfeil nach links gerichtet) und befindet sich wieder in der »Ausgangsposition«. Alle Bewegungen beginnen und enden immer in der ersten Position der jeweiligen Abfolge.

Anmerkungen

Quellentexte und ihre Zitierweise
Zitate aus Quellentexten des Yoga haben wir auf zwei zentrale Texte des Yoga beschränkt: Das *Yoga Sūtra* und die *Hatha Yoga Pradīpikā*.

Das *Yoga Sūtra* gilt als *der* autorative Text über Yoga und ist wohl im dritten oder vierten Jahrhundert n. u. Z. entstanden. Als sein Autor gilt *Patañjali*, der in 4 Kapiteln mit insgesamt 195 kurzen Aphorismen (Sūtras) Konzepte und Praxis des Yoga darlegt. Der wichtigste Kommentar ist der *Yoga Bāshya* von *Vyāsa*, der gleichzeitig oder nur wenig später verfasst wurde.
Unsere Zitierweise: »Kapitel 2-46« bedeutet: 2. Kapitel, 46. Sūtra.
Die Aphorismen des Yoga Sūtra entziehen sich in ihrer extremen Kürze oft einer eindeutigen Übersetzung. Deshalb sind alle Versuche einer Übertragung des Textes immer auch Interpretationen. Es gibt zahlreiche Ausgaben des Yoga Sūtra, vor allem englische – allerdings sehr oft geprägt vom hinduistischen Weltbild der Verfasser. Als Einführung geeignet und ganz ohne religiösen Ballast wird der Text präsentiert in: T.K.V. Desikachar, *Über Freiheit und Meditation. Das Yoga Sūtra des Patañjali*, Via Nova, [5] 2006
Wissenschaftlich: Michel Angot, *Le Yoga-Sūtra de Patañjali, Le Yoga-Bhāshya de Vyāsa*, Paris 2008, (franz., engl. Ausgabe in Vorbereitung).
Einen Eindruck der Diskussion über die unterschiedlichen Interpretationsmöglichkeiten des Textes gibt: Ian Whicher, *Nirodha, Yoga Praxis and the Transformation of Mind*, Journal of Indian Philosophy 25: 1-67, 1997, im Netz: http://de.scribd.com/doc/140844559/Whicher-Nirodha-Yoga-Praxis-Mind, oder Philipp André Maas, *The So-called Yoga of Supression in the Patañjala Yogashastra*, in: Eli Franco (Hrg.) *Yogic Perception, Meditation and Altered States of Consciousness*, Wien 2009. Download: http://univie.academia.edu/PhilippMaas
Zur Bedeutung des Yoga Sūtra erfahren Sie mehr in Kapitel 6 und 12.

Die *Hatha Yoga Pradīpikā* (»Die Leuchte des Hatha Yoga«), oder *Hathapradīpikā* aus dem 15ten-Jahrhundert ist der bekannteste Text des Hatha Yoga – ein Yogasystem, das für die Entwicklung des Yoga von großer Bedeutung war. In vier Kapiteln beschreibt der Text eine Vielfalt von Körper- und Atmenübungen, die zum Teil auch heute noch Bestandteile von Yogapraxis sind.
Unsere Zitierweise: »Kapitel 1-65« bedeutet: 1. Kapitel, Vers 65.
Empfehlenswert sind nur die englischen Ausgaben des Textes. Gut kommentiert und am zuverlässigsten: Swami Digambaraji, R.G. Kokaje, *Hathapradīpikā*. Lonavla 1998, (bei www.amazon.de).
Mehr über den Hatha Yoga und seine Weltsicht lesen sie in Kapitel 12 und 13.

Kapitel 3   Ein Übungssystem

1 Weniger selbstverständlich ist ein positives Verhältnis zum Üben an sich in unserem Kulturkreis. Einen sehr anregenden, tiefgründigen und engagierten Versuch, der Geringschätzung der abendländischen Tradition für Übungswege entgegenzutreten, findet sich bei dem deutschen Philosophen und Pädagogen Otto Friedrich Bollnow (1903 – 1991) in einem dazu 1978 erschienenen Büchlein; O.F. Bollnow, *Vom Geist des Übens – Eine Rückbesinnung auf elementare didaktische Erfahrung*, Freiburg i.B., 1978. Download:
http://www.otto-friedrich-bollnow.de/133.html
S. auch *Viveka*, Hefte für Yoga, Nr.41, Dez. 2008, S. 32 f

Kapitel 4   Körperarbeit – Āsana

1 Der Name »Āsana« leitet sich ab von der Sanskritsilbe *ās* – sitzen. Spätestens seit der Mitte des ersten Jahrtausends n.u.Z. bezog sich diese Bedeutung aber schon auf ganz unterschiedliche Körperhaltungen: *Yoga Bāshya* zum *Yoga Sūtra*, Kapitel 2-46. Ein Überblick: Uwe Bräutigam, *Die Welt der Āsanas, Zur Geschichte der Körperübungen des Yoga*, in: *Viveka*, Hefte für Yoga, Nr. 33, Dez. 2004.
2 Nachzulesen sind solche Vorstellungen in der *Hatha Yoga Pradīpikā* ebenso wie in späteren Hatha Yoga Texten wie der *Gheranda Samhitā* und der *Shiva Samhitā*. Dass solche Versprechen ernst gemeint waren, steht heute außer Frage. Ein wichtiger Grund dafür war der große Einfluss von stark magisch und alchemistisch gepägtem Gedankengut auf das Menschenbild des Hatha Yoga. Mehr darüber erfahren sie im Kapitel 13.
3 Die inzwischen intensive historische Forschung zeigt, auf welche Weise in der ersten Hälfte des 20ten-Jahrhunderts in Indien eine radikale Neubestimmung des Yoga stattgefunden hat. Detailliert bei Mark Singleton, *Yoga Body, The Origin of Modern Posture Practise*, Oxford 2010. Mehr dazu in Kapitel 12.
4 Die berühmte Definition von Āsana im *Yoga Sūtra* orientiert sich ausschließlich an seiner Qualität, nicht an seiner Form: »*sthirasukhamāsanam*« heißt es dort knapp (*Yoga Sūtra*, Kapitel 2-46): ein Āsana muss gleichermaßen *sthira* und *sukha* sein – *sthira* bedeutet »stabil«, aber auch »wach«, *sukha* soviel wie »leicht«, »angenehm«.

Kapitel 5   Atemarbeit – Prāṇāyāma

1 Im *Yoga Sūtra* wird diese Qualität des Atems als *dīrgha-sūkshma*, »lang-fein« beschrieben (*Yoga Sūtra*, Kapitel 2-50) und als Grundlage jeder Yogaarbeit mit dem Atem hervorgehoben.
2 Auch im *Yoga Sūtra* ist die erste Definition von Prāṇāyāma auf die Alltagserfahrung mit dem Atem bezogen: Prāṇāyāma, so heißt es dort, beginnt mit dem »Beenden eines unruhigen, heftig hervorgestoßenen und ungleichmäßigen Atems« (*Yoga Sūtra*, Kapitel 2-49).
3 *Yoga Sūtra*, Kapitel 2-52. Außerdem beschreibt das *Yoga Sūtra* Prāṇāyāma als effektive Vorbereitung des Geistes auf die Meditation (Kapitel 2-53).

Kapitel 6 Meditation

1 *Samyama* bedeutet wörtlich »zusammenhalten«, »zusammenfassen«, aber auch »Kontrolle«, »Anstrengung« und »mentale Konzentration«. Das *Yoga Sūtra* beschreibt damit die Meditation als einen *Prozess*. Er beginnt bei jeder Meditation aufs Neue mit der Anbindung des Geistes an einen Fokus *(dhāranā)* und führt über das kontinuierliche Aufrechterhalten dieser Anbindung *(dhyāna)* zu einer intensiven Verbindung mit dem Fokus *(samādhi)*. Der konzeptionellen Darstellung der Meditation im Yoga sind somit drei der acht Glieder *(ashtanga)* des vorgestellten Yogaweges gewidmet. Meditation wird im *Yoga Sūtra* um vieles ausführlicher und differenzierter dargestellt als viele andere dieser acht Glieder wie etwa Āsana oder Prānāyāma.

Kapitel 7 Grundprinzipien...

1 T. Krishnamacharya benutzte dafür den Begriff *Pratikriyāsana*: Ein *Āsana*, in dem das Gegenteil *(prati)* von dem getan *(kriyā)* wird, was den Körper im vorherigen Āsana am intensivsten gefordert hat. Dabei wies er darauf hin, dass *prati* auch in der Bedeutung von *nahe bei* Verwendung findet: Ein *Pratikriyāsana* sollte der auszugleichenden Übung unmittelbar folgen.

2 Ein solcher Umgang mit Yogapraxis folgt einem pädagogischen Konzept, das im Yoga heute unter dem Begriff *Vinyāsa krama* bekannt ist. Es meint wörtlich übersetzt: »Die besondere *(vi)* Anordnung *(nyāsa)* von Übungen in sinnvollen Schritten *(krama)*. Es war T. Krishamacharya, der diesem Prinzip für das Yogaüben Geltung verschaffte.

3 Das wird bei weitem nicht von allen Yogarichtungen so praktiziert – mit zum Teil verheerenden Auswirkungen. Die Rede vom »Schmerz als Meister«, wie sie im Yoga des indischen Lehrers B.K.S. Iyengar bisweilen propagiert wird, schlägt sich in der Praxis sehr häufig als gesundheitsschädigend nieder. Das vieldiskutierte Buch von William Broad zeigt eindrucksvoll, wie Yogaarbeit, die den Schmerz nicht als Warnsignal des Körpers akzeptiert, in mehr oder weniger schwere Verletzungen mündet. William J. Broad, *The Science of Yoga: Was es verspricht und was es kann*, Freiburg i.B. 2013; Originalausgabe: *The Science of Yoga. The Risks an the Rewards*, New York 2012.
Eine ausführliche Diskussion dieser Problematik bei: I. Dalmann, M. Soder, *Wenn Yoga schadet*, in: Viveka, Hefte für Yoga, Nr. 50, 2012-1, S.36. Download unter: http://www.byz.de/pdf/Viveka-50-Wenn-Yoga-schadet.pdf

Kapitel 8 Wie Yoga wirkt

1 Als wichtigste Steuerungssysteme wirken auf die Muskulatur das sensomotorische (empfindend-bewegendes), propriozeptive (eigenwahrnehmendes) und vegetative (unwillkürliches) System.

2 Zum Beispiel hatte man noch bis in die 1970er-Jahre hinein das Bewegungssystem vor allem als Bewegungs-»Apparat« gesehen und mit entsprechend mechanisch ausgerichteten Konzepten versucht, seine Störungen zu verstehen und

zu behandeln. Diese Sichtweise hat sich in den letzten drei Jahrzehnten radikal geändert. Heute werden in der medizinischen Wissenschaft chronische Rückenschmerzen als vielschichtige Störung beschrieben, deren Ursachen vor allem in komplexen *funktionellen* Ungleichgewichten liegen.
Informativ dazu: *Nationale VersorgungsLeitlinie Kreuzschmerz:* im Netz unter: *http://www.kreuzschmerz.versorgungsleitlinien.de* und
I. Dalmann, M. Soder, *Neues über Rückenschmerzen,* in: *Viveka,* Hefte für Yoga, Nr. 37, 1-2006, S. 18 f und (Teil 2) Nr. 38, 2-2006, S. 32f
3 Dazu Ausführliches in Kapitel 13.
4 *Yoga Sūtra,* Kapitel 4-3

Kapitel 9 Stärken und Wirkweisen...

1 Ausführlich dazu: I. Dalmann, M. Soder, *Yogatherapie falsch erklärt, Das Beispiel »Hormonyoga«,* in: *Viveka,* Hefte für Yoga, Nr. 41, S. 30 f. Download unter: *http://www.heilkunstyoga.de/info/wp-content/uploads/2013/03/Hormonyoga.pdf*
2 Sehr vielversprechend dazu die fundierte Studie von Ikuo Homma and Yuri Masaoka, *Breathing rhythms and emotions,* in: Experimental Physiologie, 93, 1011f. Download unter: *http://ep.physoc.org/content/93/9/1011.full.pdf*
3 Vgl. Anmerkung 2, Kapitel 7.
4 Einen guten Überblick über die aktuelle Meditationsforschung gibt: Ulrich Ott, *Meditation für Skeptiker*, München 2010

Kapitel 10 Wie der Geist heilt

1 Die hier geführte Diskussion knüpft an das Konzept der Salutogenese und den aktuellen Diskurs über den »Inneren Arzt« an. Das Modell der Salutogenese (Entstehung von Gesundheit) wurde in den 1970er-Jahren vom amerikanischen Medizinsoziologen und Stressforscher Aaron Antonowsky als Gegenbegriff zur Pathogenese (Entstehung von Krankheit) formuliert, welche die medizinische Diskussion bis dahin beherrschte. Die Absicht war, den Blick auf die Frage zu öffnen, warum eigentlich und wie wir gesund sind, bleiben und wieder werden. Nach Antonowsky ist Gesundheit kein Zustand. Er sieht Menschen *aktiv zwischen den Polen Krankheit und Gesundheit – gleichzeitig sowohl krank als auch gesund –* als »Schwimmer im Fluss des Lebens«. Jeder Organismus ist ständig aktiv zur Herstellung von Gesundheit.
Für eine »salutogenetische Orientierung« werden sieben Kriterien formuliert, die alle für das hier dargestellte Verständnis einer Yogatherapie zutreffen:
»Eine Arbeit für Gesundheit ist dann *salutogenetisch orientiert,* wenn sie
1. An Stimmigkeit, Kohärenz, Verbundenheit, aufbauender Kommunikation orientiert ist. (...)
2. Auf Gesundheit ausgerichtet ist. D. h. die Arbeit richtet sich primär nicht am Kampf gegen Krankheiten und Risikofaktoren aus, sondern an attraktiven Gesundheitszielen, wie z.B. Wohlbefinden, Sicherheit, Lust, Lebensqualität, Freude, Fitness, Sinnerfüllung, Weisheit und ähnlichem.

3. Ressourcenorientiert ist. D.h. dass man primär nicht nach Defiziten, Störungen, Blockaden usw. sucht, sondern nach eigenen Fähigkeiten und auch Unterstützung - allen Quellen von Wohlbefinden, für Eigenaktivität, Motivation...
4. Das Subjekt wertschätzt, ... d.h. die Selbstwahrnehmung, Gefühle, individuelle Gesundheitsziele, subjektive Krankheits- und Gesundheitstheorien und nach subjektiven Deutungen und Bewertungen fragt.
5. Dynamisch prozess-/lösungsorientiert ist auf Entwicklung und Evolution sowie auf (Selbst-)Regulation. (...)
6. Aufmerksamkeit für systemische/kommunikative Selbstorganisation und -regulation hat und individuelle, soziale, kulturelle und globale Kontextbezüge einbezieht. (...)
7. Die alte dichotome Sichtweise von ›entweder krank oder gesund‹ erweitert durch die Erkenntnis, dass im Lebensprozess immer beides vorhanden ist: sowohl Krankheit als auch Gesundheit. (...)«
http://www.salutogenese-zentrum.de/cms/main/wissenschaft (August 2013)
vgl. auch den guten Artikel *Salutogenese* in Wikipedia.
2 *Stressachse* ist der populärwissenschaftliche Begriff für das Zusammenspiel verschiedener Gehirnstrukturen (vor allem Hypothalamus und Hypophyse) mit der Nebennierenrinde und wird meist unter der Abkürzung HPA für die englische Bezeichnungen dieser Organe als »Hypothalamic-Pituitary-Adrenal Axis« beschrieben und diskutiert. Am destruktivsten wird heute die vermehrte und dauernde Ausschüttung von CRF (Corticotropin Releasing Factor) eingeschätzt. Die ständige Bereitstellung dieser Substanz führt zu einer dauerhaften Aktivierung der Nebennierenrinde, die dadurch ihrerseits kontinuierlich Cortisol ausschüttet. Durch das große Wirkspektrum von Cortisol werden dadurch ganz unterschiedliche Funktionen des menschlichen Körpers nachhaltig gestört, so die Immunabwehr, die Blutdruckregulation, der Blutzuckerspiegel, um nur einige wichtige zu nennen. Heute versteht man die Stressachse als Teil eines viel komplexeren Systems, das dem Menschen dazu dient, auf die unterschiedlichen und vor allem oft überraschenden Anforderungen des Lebens in angemessener Weise reagieren zu können. Eine Erklärung dieser postiven Aspekte der menschlichen Stressreaktion findet sich neben einer fundierten und trotzdem gut lesbaren Darstellung der krankmachenden Potenziale von Stress bei: Gerald Hüther, *Biologie der Angst, Wie aus Stress Gefühle werden*, Göttingen [7]2005.
3 Grundsätzlich gibt es keine gesundheitliche Störung, die durch eine Aktivierung der Stressachse nicht verstärkt würde. In ihrem Verlauf in hohem Maß von Stress abhängig sind vor allem chronische Krankheiten.
4 Entwickelt wurde MBSR von dem Molekularbiologen Jon Kabat-Zinn in den 1970er-Jahren.
5 Schmerz ist ein Erleben, das vielfältig moduliert wird. Verändert werden kann es zum Beispiel durch Ausschüttung körpereigener Opiate oder Aktivierung von Nervengeflechten, die eine Schmerzweiterleitung hemmen können. Auch Cortisol beeinflusst das Schmerzerleben.

Anmerkungen Kapitel 10

Die Beobachtung des Paceboeffekts bei Opiatgabe findet sich zum Beispiel in einer Untersuchung aus der Hamburger Universitätsklinik UKE: Im funktionalen MRT des Rückenmarks lassen sich solche Effekte deutlich darstellen. F. Eippert et. al., *Direct Evidence for Spinal Cord Involvement in Placebo Analgesia*, Science 16 October 2009: Vol 326 no.5951 p.404

6 Aus einer Übersichtsstudie zum Thema »Placebo« im Deutschen Ärzteblatt : »*Die Bedeutung von Placebos wird häufig falsch eingeschätzt und entweder überbewertet oder abschätzig beurteilt. (...) Neuere Untersuchungen konnten unter Verwendung moderner Bildgebungsverfahren die Wirkung einer Placebogabe (...) objektivieren. Die hauptsächlichen Wirkmechanismen einer Placebogabe bestehen einerseits in bedingten Reflexen, andererseits in der Erwartungshaltung des Patienten. Es handelt sich also sowohl um unbewusste als auch um bewusste Phänomene.*« Im Resümee heißt es dann: »*Im Rahmen einer schulmedizinischen Therapie gehört der Placeboeffekt zu einem wichtigen Werkzeug des Arztes. Diese Art von Placebowirkung sollte von ihrem negativen Beigeschmack befreit werden (...) Wenn bei der Gabe von pharmakologisch wirksamen Präparaten soviel ärztliche Zuwendung erfolgte wie bei manchen komplementärmedizinischen Behandlungen, könnte die Wirksamkeit von Arzneimitteln verstärkt, die Dosis reduziert und die therapeutische Breite verbessert werden.*«
Matthias Breidert, Karl Hofbauer, *Placebo: Missverständnisse und Vorurteile*, Dtsch Arztebl Int 2009; 106(46): 751-5

7 Was in der Diskussion um die Förderung unseres »inneren Arztes« allerdings nicht vergessen werden darf: Das größte Risiko für die Chronifizierung von Rückenschmerzen besteht in einer »Unzufriedenheit am Arbeitsplatz«, wie es in vielen Studien nachgewiesen wurde. Konkret heißt das: Menschen mit intensiven Rückenschmerzen haben dann das höchste Risiko für eine Chronifizierung ihrer Schmerzen, wenn sie mit ihrer Arbeit unzufrieden sind. Fehlende Anerkennung und Kränkung gelten als die Gesundheit in hohem Maß gefährdende Faktoren. An nächster Stelle folgt dann aber schon das Maß der Selbstwirksamkeiterwartung von Rückenschmerzen betroffenen Menschen. Nur sehr selten Einfluss auf die Prognose hat der jeweilige Röntgenbefund.

8 In einer berühmten Darstellung von Yoga wird der Prozess des Sich-Verbindens so beschrieben: Er beginnt mit der freien Entscheidung, sich etwas zuzuwenden und führt über das Aufrechterhalten der dadurch geschaffenen Verbindung hin zu einem Einssein mit etwas und dem gleichzeitigen Relativieren der eigenen Person. *Yoga Sūtra*, Kapitel 3-1, 2 und 3. Die Aussage ist im Text bezogen auf die Meditation; sie verdeutlicht dort, wie es einem meditierenden Übenden gelingen kann, sich mit dem Gegenstand seiner Meditation zu verbinden. Sie trifft aber genauso gut den Prozess des Sich-Verbindens überhaupt. Womit sich jemand schließlich verbinden mag, wo ein Mensch Halt und Trost findet, was es ist, das über ihn selbst hinausweist, ihn relativiert und gleichzeitig einbettet in die Welt, bleibt im *Yoga Sūtra* offen. Dort geht es wesentlich um das Beiseiteräumen von Hindernissen, um die Öffnung von Räumen. Transzendente

Vorstellungen wie etwa Gott werden als Erfahrungsmöglichkeiten beschrieben, spielen aber nur eine untergeordnete Rolle.
9 Es gibt aber vieles, was jemand an einem Verbundensein hindern kann, Krankheit nennt das Yoga Sūtra an erster Stelle, denn sie schlägt sich in Ängsten, Sorgen oder Schmerzen nieder. Sie binden den Geist, und machen ihn eng (*Yoga Sūtra*, Kapitel 2-30 und 31).
10 Gerald Hüther in: *Heilkraft des inneren Arztes*, (TV-Beitrag im arte–Themenabend, 22.11.2011). Hüther nennt dort drei Bedingungen, die Heilung unterstützen: Das Vertrauen, dass ich selbst zu meiner Heilung beitragen kann, also das Gefühl der Eigenkompetenz; das Vertrauen, dass mir jemand zur Seite stehen wird, wenn ich es allein nicht schaffe; schließlich das Vertrauen, dass ich in dieser Welt gehalten bin und dass es wieder gut wird.
Mit Gerald Hüther sind wir darüber hinaus der Meinung, dass nicht nur das psychische Potenzial des Menschen, sondern auch seine biologische Tendenz zur Selbstheilung Teil des »Inneren Arztes« ist. Die Sendung auf youtube: *http://www.youtube.com/watch?v=x_LGeQbv7y4*
11 Ernst Tugendhat, *Über Mystik*, Vortrag zur Verleihung des Meister-Eckhart-Preises, in: Ernst Tugendhat, *Anthropologie statt Metaphysik*, München 2007. Download: *http://www.meister-eckhart-preis.de/veroeffentlichungen.html*

Kapitel 12   Zur Geschichte des Yoga

1 Die früheste Referenz zu Yoga findet sich in der *Katha Upanishad* und der *Svetashvatara Upanishad*, beide um das dritte Jahrhundert v. u. Z. entstanden und Teil der Veden, der wichtigsten und ältesten Sammlung religiöser Schriften Indiens.
2 Bei weitem am einflussreichsten war und ist die *Bhagavad Gītā*. Knapp zweitausend Jahre alt gilt dieser Text heute für InderInnen nicht nur als die wichtigste religiöse Schrift, sondern ist der populärste Text Indiens überhaupt. In ihm wird Yoga als ein Weg zur Gotteserkenntnis gepriesen. Wer in Indien aufgewachsen ist empfindet es deshalb in der Regel als eine Selbstverständlichkeit, Yoga allein durch die enge Brille der in der Bhagavad Gītā vertretenen hinduistischen Glaubenskonzepte zu betrachten – ein Ausgangspunkt vieler Missverständnisse über Yoga.
3 Heute gilt es als am wahrscheinlichsten, dass das Yoga Sūtra drei bis vierhundert Jahre nach der Zeitenwende entstanden ist. Als sein Autor gilt Patañjali, von dem wir eigentlich nur den Namen kennen. Wie bei vielen Werken der indischen Geistesgeschichte herrscht über die Autorenschaft des Yoga Sūtra große Unklarheit. Es ist wahrscheinlich, dass der Text verschiedene damals vorhandene Strömungen des Yoga abbildet. (Vgl. *Philipp André Maas, Samādhipāda, Geisteskultur Indiens. Texte und Studien, Band 9; Aachen 2006, S. xii ff.*)
Am auffallendsten ist neben dem Fehlen jeglichen Bezugs auf die damals überaus populäre Wiedergeburtslehre die konsequente Orientierung an der streng säkularen Philosophie des Sāmkhya, einem Denksystem, das lange vor dem

Anmerkungen Kapitel 12

Yoga Sūtra entstand. Dementsprechend ordnet das Yoga Sūtra den Glauben an Gott als möglich aber nicht nötig ein (*Yoga Sūtra*, Kapitel 1-23). S. a. S. 177

4 Mit der zunehmenden Popularität von Yoga reklamieren ihn fundamentalistische hinduistische Organisationen nun gerne als »hinduistisches Erbe« für sich und beklagen seine Verwestlichung. Diese Frage ist inzwischen auch Gegenstand einer Auseinandersetzung zwischen fortschrittlichen und reaktionären Positionen in Indien selbst. Sehr informativ dazu ein viel diskutierter Artikel von Meera Nanda, Frauenrechtlerin und Professorin für Geschichte der Wissenschaften am Indian Institute of Science Education and Research in Mohali: Meera Nanda, *Owning Yoga* (zu deutsch etwa: Wem gehört Yoga?), in: HIMĀL Southasian, January 2011, Download: http://www.himalmag.com/component/content/article/3550-owning-yoga.html

5 *Hatha* heißt wörtlich übersetzt: »heftig«, auch »gewaltsam« und bezieht sich auf die dem Hatha Yoga eigene Vorstellung, durch extreme Übungen den Körper von Unreinheiten befreien zu können. In einer späteren (in der indischen Tradition gern genutzten) Neudeutung des Wortes las man *ha* als »Sonne« und *tha* als »Mond«, *Hatha* Yoga entsprechend als die »Vereinigung« dieser beiden Gegensätze in Gestalt des Gottes Shiva und seiner Gefährtin Pārvati.

6 »Wie kann man erfolgreich sein ohne Praxis? Durch bloßes Bücherlesen wird Erfolg nicht erreicht. Eine besondere Kleidung zu tragen oder das Reden über Yoga bringt keinen Erfolg. Erfolg haben nur diejenigen, die praktizieren«, *Hatha Yoga Pradīpīka*, Kapitel 1-65/66.

7 Programmatisch dazu die Definition von Āsana in der Hatha Yoga Pradīpīka: »Āsanas führen zu Stabilität, Gesundheit und einem Gefühl der Leichtigkeit«, *Hatha Yoga Pradīpīka*, Kapitel 1-17.

8 Die Verehrung von Shiva, einer Hauptgottheit der hinduistischen Gläubigen stand im Mittelpunkt der asketisch orientierten Glaubensgemeinschaft der »Nāth-Yogis«. Aus ihrem Umkreis stammt die Hatha Yoga Pradīpīka als bekanntestes Werk des Hatha Yoga.

9 So bezuschussen zum Beispiel viele Krankenkassen in Deutschland Yogakurse als »präventive Maßnahme« nur, wenn wirklich »Hatha« Yoga gelehrt wird. Glücklicherweise – sollte man sagen - ist dies in den seltensten Fällen tatsächlich der Fall.

10 Vgl. William Pinch, *Warrior Ascetics an Indian Empires*, Cambridge University Press 2006. Vgl. David Gordon White, Yoga, Brief History of an Idea, in: D. G. White (Ed.), *Yoga in Practice*, Princeton University Press, 2012, S. 1-23.

11 Dazu anschaulich: *Heiliger Gaukler, Fakir und Büßer, Das Bild des Yogin in den frühen neuzeitlichen Reiseberichten,* in: Karl Baier, *Yoga auf dem Weg nach Westen*, Würzburg 1998, S. 79 ff.

12 » Sie mögen nie von ihm gehört haben, aber Tirumalai Krishnamacharya beeinflusste, ja vielleicht erfand er sogar Ihren Yoga. Ob Sie die dynamischen Serien von Pattabhi Jois praktizieren, das feine Ausloten der Körperstellung von B.K.S. Iyengar, die klassischen Haltungen von Indra Devi oder die angepassten

Vinyāsa des Viniyoga, Ihre Praxis stammt aus einer Quelle: ein einmetersechzig großer Brahmane, geboren vor mehr als hundert Jahren in einem kleinen südindischen Dorf. Er hat nie den Ozean überquert, aber Krishnamacharyas Yoga verbreitete sich in Europa, Asien und ganz Amerika. Es ist schwierig, heute eine Āsana-Tradition zu finden, die er nicht beeinflusst hat. Selbst wenn Sie bei einem Yogi außerhalb der direkt mit Krishnamacharya verbundenen Traditionen gelernt haben: Die Chance ist groß, dass Ihr Lehrer in der Tradition von Iyengar, Ashtānga oder Viniyoga ausgebildet wurde, bevor er einen anderen Stil entwickelt hat.« So leitete der Journalist Fernando Pagés Ruiz 2001 die erste intensive Recherche über die Entwicklung des Yoga im 20ten Jahrhundert ein. http://www.yogajournal.com/wisdom/465.
Zum Lebenswerk von T. Krishnamacharya:
T.K.V. Deskachar, *Yoga, Gesundheit von Körper und Geist*, Berlin 2006
A.G. Mohan, *Krishnamacharya: His Life and Teachings*, Boston, 2010
I. Dalmann, M. Soder, *Spurensuche, Zur Geschichte der Modernen Āsanapraxis*, in: *Viveka*, Hefte für Yoga, Nr. 49, 2-2011, S. 6-23, Download unter:
http://www.heilkunstyoga.de/info/wp-content/uploads/2013/03/Viveka_49_Spurensuche1.pdf
Mark Singleton, M. Narasimhan, M.A. Jayashree, *Yogamakaranda of T. Krishnamacharya*, in: D. G. White (Ed.), *Yoga in Practice*, Princeton University Press, 2012, S. 337-352.
Neben Krishnamacharya waren es vor allem Swami Kuvalayananda (1883–1966) und Sri Yogendra (1897–1989), die dem Yoga seine heutige Gestalt gaben.
13 »Nach dem heutigen Stand unseres Wissens scheint es ausgeschlossen, dass – wie bisweilen behauptet – die Praxis von Āsana in Indien über die letzten Jahrhunderte in einer ununterbrochenen Traditionskette weitergereicht wurde. (...) Die Geschichte der modernen Āsanapraxis ist offensichtlich die Geschichte einer grundlegenden Innovation, in der unterschiedliche Traditionen – darunter auch damals in Indien sehr einflussreiche westliche Körperdisziplinen – zu etwas Neuem verbunden wurde.« I. Dalmann, M. Soder, *Spurensuche*, s. Anm. 12.
Das faktenreiche Standardwerk zur Geschichte des modernen Yoga: Mark Singleton, *Yoga Body, The Origins of Modern Posture Practice*, Oxford University Press, 2010.

Kapitel 13   Erklärungen gestern und heute
1 Vgl. Anm.1 zum Kapitel 10
2 »Wir wissen viel über Krankheiten, aber nur wenig über Patienten« wird Professor Ulrich Schwantes von der Humboldt Universität Berlin zitiert (Tagesspiegel Berlin, 27. 7. 2013, S. 28). Er beschreibt damit treffend, wo die Personale Medizin noch großen Handlungs- Ausbildungs- und Forschungsbedarf sieht.
Dabei versteht sich Personale Medizin »zuallererst (als) Schul- und in keinerlei Hinsicht Para- oder Alternativmedizin«, wie Gerhard Danzer, Professor an der Berliner Charité, in seinem Standardwerk betont: Gerhard Danzer, *Personale Medizin*, Bern 2012, S.7.

3 Ihre Wurzeln hat die Mind-Body-Medizin in den Ergebnissen der Stressforschung und in Therapieansätzen, wie sie in den 80er-Jahren etwa von Dean Ornish im Kontext der Behandlung von Herz-Kreislauferkrankungen oder von J. Kabat-Zinn im Zusammenhang mit Therapien zur Stressreduktion entwickelt wurden. Die Mind-Body-Medizin hat sich inzwischen an vielen medizinischen Einrichtungen etabliert, ein Beispiel dafür unter:
http://naturheilkunde.immanuel.de/naturheilkunde-leistungen/therapien/ordnungstherapie-und-mind-body-medizin.html
Einen guten Überblick über den aktuellen Forschungsstand bei: Tobias Esch, *Die Neurobiologie des Glücks*, Thieme 2012.
4 *Besser leben mit Yoga*, Sivananda Yoga Vedanta Zentrum, London 2010, S. 76,
5 Zum Beispiel: B.K.S. Iyengar, Yoga, *Der Weg zu Gesundheit und Harmonie*, London 2012, S. 145: Der Schulterstand »verbessert die Funktion der Schilddrüse und der Nebenschilddrüse«; oder bei Yoga-Vidya: Der Schulterstand »normalisiert die Funktion der Schilddrüse und dadurch den Metabolismus im ganzen Körper. Schulterstand hilft, eine jugendliche Figur und glatte Haut zu erhalten.« *http://www.yoga-vidya.de/de/asana/wirkung_schulterstand.html* (Aug 2013).
6 Mehr dazu in: I. Dalmann, M. Soder, *Drücken hilft nicht, Āsanas und Drüsen*, in: *Viveka* Nr. 22, April 2001. Download unter:
http://www.heilkunstyoga.de/info/wp-content/uploads/2013/03/Yoga-und-Drüsen.pdf
7 Trotzdem heißt es auch heute noch (August 2013) zur Wirkung des Kopfstands zum Beispiel auf der Web-Seite von Yoga Vidya: »Die Halsschlagader erhält wesentlich mehr Blut. Das Gehirn, die Wirbelsäule und der Sympathikus werden mit Blut versorgt. Krankheiten der Nerven, Augen, Ohren, Nase und Hals verschwinden. (...) Diese Āsana ist auch gut gegen Magensenkung und nervöses Asthma. Die Lunge wird gereinigt, da alle schlechte Luft die Lungen verläßt. Der Kopfstand verbessert auch die Durchblutung der Kopfhaut (Verringerung des Haarausfalls und Verlangsamung des Grau-Werdens der Haare bzw. des Haarausfalls) und des Gesichtes (Verringerung der Faltenbildung).« *http://www.yoga-vidya.de/de/asana/wirkung_kopfstand.html*
Mehr dazu in: I. Dalmann, M. Soder, *Mythos Kopfstand*, in: *Viveka* Nr. 17, Oktober 1999. Download unter:
http://www.heilkunstyoga.de/info/wp-content/uploads/2013/03/S.-04-11-Kopfst.-8S.pdf
8 B.K.S. Iyengar, Yoga, *Der Weg zu Gesundheit und Harmonie*, London 2012, S. 122
9 Das größte Problem liegt allerdings weniger in der Unredlichkeit solcher Aussagen an sich. Wirklicher Schaden entsteht, weil beim Unterrichten von Yoga auf der Basis solcher völlig aus der Luft gegriffener Wirkversprechen keine Notwendigkeit mehr besteht, die tatsächlichen Wirkungen einer unterrichteten Yogapraxis mit offenem und kritischem Blick zu prüfen. Dadurch werden die vorhandenen hohen Risiken für die Gesundheit zum Beispiel beim Üben des Schulterstands oder Kopfstands völlig ignoriert und entstehende Probleme, wenn überhaupt, allenfalls als »Übungsfehler« verkannt. Statt dessen wäre es nötig, sich mit der tatsächlichen Struktur des Körpers und den realen

Anforderungen, die in der Praxis von Āsanas liegen, auseinanderzusetzen. Anders lassen sich die damit verbundenen Risiken, aber auch die positiven Wirkungen nicht verstehen. Es ist das Verdienst von William Broad mit seinem schon erwähnten Buch (*The Science of Yoga: Was es verspricht und was es kann*, Freiburg i.B. 2013) darüber eine schon längst nötige Diskussion in Gang gebracht zu haben. Vgl. a. Anm. 3, Kap. 7.

10 Der Hatha Yoga beschreibt den menschlichen Körper wesentlich als »ein pneumatisches, hydraulisches und thermodynamisches System«, so fasst es ein profunder Kenner der Körpervorstellungen des Hatha Yoga zusammen: David Gordon White, *Yoga, Brief History of an Idea*, in: David Gordon White (Ed.) *Yoga in Practice*, Priceton University Press, 2012. S. a. die nächste Anm. 11

11 Als Beispiel der immer umfangreicheren neuen Forschung über das Welt- und Körperbild des Hatha Yoga die schon zitierte Aufsatzsammlung: David Gordon White (Ed.), *Yoga in Practice*, Priceton University Press, 2012, mit 21 wissenschaftlichen Aufsätzen einer neuen Generation von IndologInnen, die sich nicht nur in den linguistischen Feinheiten des Sanskrit auskennen, sondern (oft selbst Yoga praktizierend) ein Interesse daran zeigen, was jene Menschen, die den Hatha Yoga entwickelten, wirklich bewegte. Zum Körperbild des Hatha Yoga auch: David Gordon White, *The Alchemical Body, Siddha Traditions in Medieval India*, University of Chicago Press, 1996. Das Standardwerk für das Verständnis des Hatha Yoga als Teil der tantrischen Bewegung ist immer noch: N.N. Nhattacharyya, *History of the Tantric Religion. An Historical, Ritualistic and Philosophical Study*. New Delhi, 2005, [1]1982.

12 Mit dem Durchschneiden des Zungenbändchens wird es möglich, die Zunge so weit nach hinten in den Rachenraum zu führen, dass damit die Atemwege vollständig geschlossen werden. Das dadurch besser praktizierbare extrem intensive und lange Anhalten des Atems besiegt nach den Vorstellungen der Hatha Yogis »alle Krankheiten«, macht widerstandsfähig gegen »Gift, Tod und Alter« und der Yogi »verliert seinen Samen auch nicht angesichts einer jungen Frau«, *Hatha Yoga Pradīpīka*, Kapitel 3-37ff.

13 Die moderne Theosophie begann ihre Blütezeit mit der Gründung der »Theosophischen Gesellschaft« 1875 in New York durch die Okkultistin Helena Blavatsky und Henry Steel Olcott. Einige Jahre später nahm die Gesellschaft ihren Hauptsitz in Südindien, Madras (heute Chennai). Informativ die Artikel *Helena Petrovna Blavatsky* und *Theosophische Gesellschaft* in Wikipedia.

14 Über die »Erfindung« einer »indischen Spiritualität« am Ende des 19ten-Jahrhunderts: Peter van der Veer (Professor am Max-Planck-Institut zur Erforschung multireligiöser und multiethnischer Gesellschaften), *Spirituality in Modern Society*, Social research Vol 76, No 4, Winter 2009. Download: *http://www.mmg.mpg.de/fileadmin/user_upload/pdf/van_der_Veer_Social-Research-1097-1120.pdf*
Zu Vivekanandas Einfluss auf die Rezeption von Yoga s.a. den schon erwähnten Artikel: I. Dalmann, M. Soder, *Spurensuche* (s. Anm. 12, Kap. 12, S. 185).

Dank

Seit dem Ende der 1970er-Jahre kennen und praktizieren wir Yoga für unsere eigene, ganz persönliche Entwicklung. Erst 1985 lernten wir dann den Menschen kennen, der unserem Zugang zu dieser wunderbaren Disziplin eine sehr besondere Wendung gegeben hat: den indischen Yogalehrer T.K.V. Desikachar. Im zweiten Jahr unseres Aufenthalts am Krishnamacharya Yoga Mandiram in Chennai (damals noch Madras) gab er uns zum Abschied – vielleicht weil wir Ärztin und Arzt waren – eine Frage mit auf den Weg, die unseren weiteren Werdegang wesentlich mit beeinflusste: „Wie lässt sich das Potenzial des Yoga, kranke Menschen im ihrem Heilungsprozess zu unterstützen, im Westen nutzen?" Desikachar arbeitete zu diesem Zeitpunkt schon etwa zwanzig Jahre therapeutisch mit Yoga. Von seinem großen Wissen über Yogatherapie haben wir seitdem ebenso profitieren dürfen wie von seiner vorbehaltlosen Großzügigkeit und menschlichen Liebenswürdigkeit.

Die therapeutische Anwendung des Yoga unserer Kultur anzupassen – diesen Teil der Arbeit hat er uns überlassen. Unseren eigenen kreativen Prozess dabei hat er engagiert und kritisch begleitet. Für die Inspiration, die er uns gab, für das Wissen, das er mit uns teilte, für die Unterstützung, die wir stets von ihm erfahren haben danken wir ihm an dieser Stelle von ganzem Herzen.

Aber es gibt noch andere, die uns auf diesem langen Weg der Entwicklung eines modernen Ansatzes von Yoga als Therapie unterstützt haben: Die yogabegeisterten Menschen, die über all die Jahre zu uns kamen, um das zu lernen, was wir über mehr als zwei Dekaden lang jedes Jahr aus Chennai mitbrachten; viele von ihnen sind inzwischen selbst als Yogalehrende in den Prozess der Verbreitung und Anwendung des Yoga involviert. Auch ihnen möchten wir an dieser Stelle danken; ihre Beharrlichkeit im Nachfragen, ihre Lust am Ausprobieren und ihr kritischer Geist waren für unser Vorhaben sehr bereichernd.

Unser besonderer Dank gilt auch denen, welche die therapeutische Arbeit mit Yoga bei uns erlernt haben und nun als KollegInnen ihre Erfahrungen regelmäßig mit uns und untereinander teilen. Als ungemein wertvoll empfinden wir die Arbeit im Team des Berliner Yoga Zentrums. Unser kollegiales Miteinander, der ständige und sehr offene Austausch über unsere gemeinsame Arbeit ist uns immer wieder eine Inspiration und Hilfe bei der kritischen Reflexion unseres therapeutischen Handelns.

Schließlich gilt unser Dank jenen, von denen wir vielleicht am meisten gelernt haben und immer noch lernen. Es sind all die Menschen, die bei uns nach einer Unterstützung durch Yoga gesucht haben. Das Vertrauen und die Geduld, die sie uns entgegengebracht haben, ermöglichten uns wirklich zu verstehen, wie Yoga heilt.

Berlin im August 2013   Imogen Dalmann   Martin Soder